U0121324

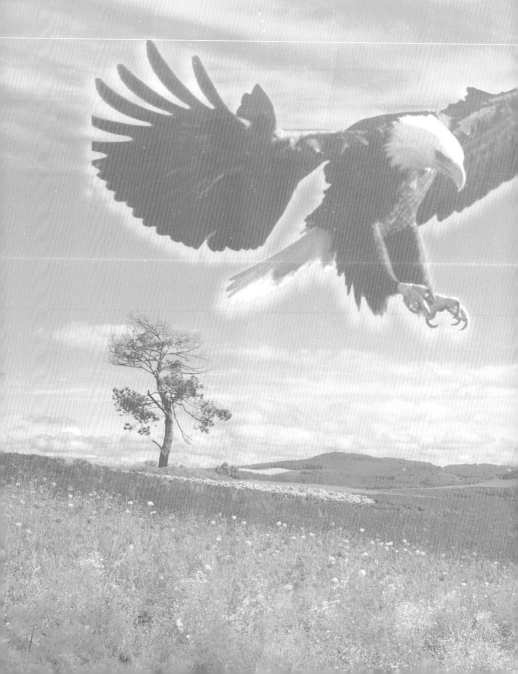

大展好書　好書大展
品嘗好書　冠群可期

大展好書　好書大展
品嘗好書　冠群可期

休閒保健叢書 19

望甲診病速成

（望甲診病圖解）

附VCD

周幸來　周幸秋　孫冰　主編

品冠文化出版社

國家圖書館出版品預行編目資料

望甲診病速成／周幸來　周幸秋　孫　冰　主編
　　——初版，——臺北市，品冠文化，2011〔民 100 . 02〕
　　面；21 公分 ——（休閒保健叢書；19）
　　ISBN　978－957－468－795－4（平裝；附影音光碟）
1. 望診　2. 指甲
413 . 241　　　　　　　　　　　　　　　　　　99024648

望甲診病速成（附 VCD）

主　　編／周幸來　周幸秋　孫　冰

責任編輯／壽亞荷

發 行 人／蔡孟甫

出 版 者／品冠文化出版社

社　　址／台北市北投區（石牌）致遠一路 2 段 12 巷 1 號

電　　話／（02）28233123・28236031・28236033

傳　　眞／（02）28272069

郵政劃撥／19346241

網　　址／www.dah-jaan.com.tw

E - mail／service@dah-jaan.com.tw

承 印 者／弼聖彩色印刷有限公司

裝　　訂／建鑫裝訂有限公司

排 版 者／弘益電腦排版有限公司

授 權 者／遼寧科學技術出版社

初版 1 刷／2011 年（民 100 年）2 月

定　　價／300 元

主編簡介

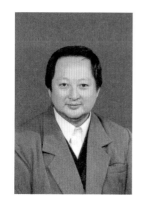

　　周幸來　男，主治中醫師，潛心研究醫道 40 年。現爲浙江省特色療法協作網成員，浙江省江山市中醫學會理事，浙江省江山市幸來特色醫學研究所所長、理事長。獲科學技術進步獎兩項，獲科研經費資助項目兩項。

　　2005 年 11 月被國家中醫藥管理局會同各級衛生主管部門審評爲「全國基層農村優秀中醫」。先後由人民衛生出版社、人民軍醫出版社、金盾出版社、軍事醫學科學出版社、廣西科學技術出版社和遼寧科學技術出版社出版了《中西醫臨床注射療法》、《常見疑難病中醫特色療法》、《中國民間診病奇術》、《呼吸科疑難病症特色療法》、《心血管科疑難病症特色療法》、《男科疑難頑症特色療法》、《男科疑難病症特色療法》、《注射療法》、《全息望診圖譜》、《望耳診病與耳穴治療圖解》、《望耳診病掛圖》、《身體的疾病信號——有病早知道、早治療》、《望甲診病圖解》13 部學術專著，發表醫學論文 30 多篇。

主　編	周幸來	周幸秋	孫　冰	

副主編	周　舉	周　績	白　婧	姜史芳
	鄭德巨	周仁忠		

編著者	周幸來	周幸秋	周　舉	周　績
	周仁忠	周登雲	周水冰	周迅雷
	周水根	周飛鵬	周飛鳳	周一鵬
	周一鳳	周友明	周　拔	周　超
	周　峰	周飛翔	周　偉	周新民
	周林鵑	周閩鶯	孫　冰	孫磊磊
	白　婧	姜史芳	姜小霞	鄭德巨
	徐鳳姿	徐朝洪	雷泳生	毛永波
	毛光誼	毛　飛	毛光建	毛建國
	陳寶興	陳明興	凌作敏	凌巧敏
	鄒東山	鄒仙芬	范漢杰	范小民
	祝新飛	祝新宇	祝聯飛	潘琪美
	王赤成	林　玉	劉立克	

攝　圖	周幸來

繪　圖	王赤成

前　言

　　幾千年來，人們總認爲患了病只有請醫生給予診斷與治療。然而，隨著社會的進步和醫學技術的不斷發展，人們的觀念也正在逐步更新。現在流行的觀念認爲，疾病的早期發現還得依靠病人自己。如果每個家庭中有一人學會了自檢、自查疾病的技術，人們就可以將疾病消滅在萌芽狀態，也就是治「未病」，那麼，許多的醫學問題也就會迎刃而解，其意義之深遠是不言而喻的。

　　望甲診病技術簡稱「甲診」，是自檢、自查疾病的一件利器，且具有簡單、好記、易學、易懂的特點，值得推廣應用。指甲上的氣色形態時刻發生著變化，隨時都能反映機體的生理、病理狀況。

　　我國古時候有位醫家曾用兩句話來概括人們壽夭的一般規律，第一句話是：「不知老之將至，此人之壽也。」其意思是說，不知道衰老已經到來，是許多人得以長壽的基本原因。因爲活潑、年輕的心態有助於推遲衰老的到來。第二句話是：「不知病之將至，此人之夭也。」其意思是說，不瞭解疾病發生的規律過程，當疾病在早期有所表現的時候，卻不能早期發現、早期治療，這是人們最後死亡的根本原因所在。所以，世界衛生組織的一位秘書長說過這樣一句名言：「人不是死於疾病而是死於無知，許多人的病就是因爲瞭解自己太少了。」

　　構成整個生命的每個臟腑、器官，時時刻刻都在不停地

運行著、變化著，一旦發生疾病就會由指甲向我們作出預示，如果能夠及早掌握疾病所發出的早期甲診信息，我們就能夠提早預防和治療疾病，以保證身體正常、健康。相反，如果對所發生疾病的甲診信息漠不關心、麻木不仁、熟視無睹、泰然處之，則不但會耽誤病情，甚至會造成喪失挽救生命的寶貴時間而後悔莫及。

正因如此，我們深深感到宣傳和普及甲診知識是非常必要的，可以提高人們的自我防治、保健意識，做到有病早知道、早治療。我們收集了大量的文獻資料，並結合長期的臨床實踐，撰寫了這本《望甲診病圖解》。本書分三章，第一章爲指甲診病基礎，介紹了甲診方法、指甲各部位名稱與結構、甲診程序等。第二章爲指甲的疾病信號，介紹了指甲形狀、指甲顏色、甲緣皮膚改變反映的疾病信號。第三章爲望甲診病，介紹了 30 餘種疾病的甲診形態和簡單的治療疾病的方法。

在整個撰寫過程中，我們曾參閱了大量古今醫學文獻及報刊中的有關內容，並觀察了十多萬例病人，拜訪了多位民間醫生和寺廟醫僧。因此，本書所研究的成果，實在是集體智慧的結晶。因涉及面較廣，又因篇幅所限，書中未能將眾多的原作（著）者和被訪者姓名一一列出，在此謹表示深深的歉意以及衷心的謝忱和敬意。

由於水準有限，復加時間倉促，書中謬誤之處定然不少，敬請專家、讀者指出，予以斧正，我等將不勝感激。

周幸來

於浙江省江山市幸來特色醫學研究所杏林書齋

電話：0570-4711399

目　錄

第一章　指甲診病基礎

指甲是人體健康狀況的「螢光屏」和「活窗口」，指甲上的氣色形態隨時可變，隨時都能反映出機體的生理、病理改變狀況。透過甲診，除了能正確反映皮膚性甲病和原發性甲病以外，還能正確反映系統性疾病和機體臟腑、氣血、內分泌、神經系統功能的內部狀態。因此，甲診是臨床上初步診斷、輔助診斷以及預測疾病的重要方法之一，並能在一定程度上動態反映出人體 6～12 個月內病程的發展、轉歸和預後的態勢。

甲診分析可應用於醫學預防保健中的各個不同領域。隨著醫學、生物學研究的進一步發展，甲診除具有自我觀察病情改變、及早就醫、防患於未然的作用以外，還可對人體中有機物質、無機物質、礦物質元素的含量，微循環狀態，代謝平衡情況以及臟腑、經絡、營衛氣血等改變信息進行分析。這樣，就將甲診在臨床診斷方面的重要作用推向了新階段。

一、甲診方法

　　望甲診病，實質上就是在指甲上捕捉疾病「蹤跡」的信息，通過指甲觀察機體經絡、臟腑、氣血的實質改變以及機體生理、病理改變的符號的一種診斷方法，這與一般觀察指形、甲形等具有完全不同的含義。因為觀察指甲上的各種信息符號，對於診斷疾病的準確性有著直接的關係，所以必須強調重視甲診的細微特徵的觀察。

　　望甲診病時，必須要有良好的光線，檢查過程溫度要適當，被檢查者坐於檢查者的對側，按順序認真觀察各個指甲，有異常信息的指甲必須作重點檢查。目前應用最多的基本手法有直觀法、壓觀法和扭轉壓視法等。

1. 直觀法（直視法）

　　直接用眼睛觀視被檢查者的指甲形態、顏色、光澤、質地、氣血狀態、生長發育等一系列情況。檢查時，一般先左手，後右手，從拇指到小指逐個由上而下、自內而外地全面診察。

2. 壓觀法

　　檢查者以其左手拇指的指甲垂直按壓被檢查者的甲體，認真觀察甲床各個部位的改變，分別作出判斷。

3. 扭轉壓視法

　　檢查者以其左手拇指和食指分別扭轉被檢查者手指的指腹與扭轉輕壓指甲的各個部位，重點進行比較，以正確識別不同的差異情況。其操作手法分解如下。

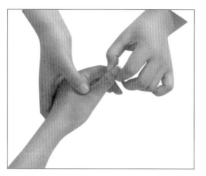

圖 1-1-1

（1）捏法

檢查者以拇指和食指輕輕捏住被檢查者指甲的兩側（圖 1-1-1）。

（2）捩法

即在捏的同時，拇指、食指做上下交替移動，扭轉指甲（圖 1-1-2）。

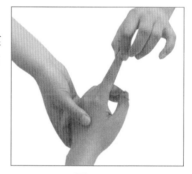

圖 1-1-2

（3）推法

檢查者用拇指、食指捏住被檢查者的甲體，食指保持不動，以拇指向前（或左前、右前）推動，或拇指保持不動，以食指推動，用以診察血氣等甲診符號是否沿著力的方向移動（圖 1-1-3）。

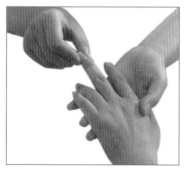

圖 1-1-3

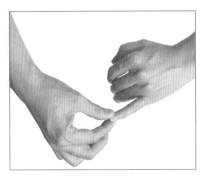

圖 1-1-4

（4）擠法

在捏法的基礎上，檢查者拇指、食指同時向指甲的中間或其一端擠壓，主要作用是判斷疾病資訊符號的定位，實際上就是拇指和食指向指甲的同一點上施以推法（圖 1-1-4）。

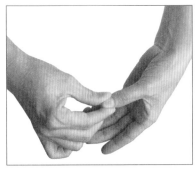

圖 1-1-5

（5）撳法

亦即按壓法，檢查者以拇指或食指按壓指甲的背區，可用一指按壓，或兩指同時按壓（圖 1-1-5）。

（6）摺法：檢查者用拇指、食指在施以捏、擠、撳法時突然鬆開，稱為摺手。

（7）捋法：根據甲診信息符號的具體位置情況，用拇指或食指在指甲的背面擦抹而過的方法，稱為捋法。

（8）停法：即停頓或暫停的意思。在施行上述諸法之後，仍一時尋覓不到甲診的信息符號，此時常常需要原地暫時停頓一下，以便於再仔細診察。

4. 觸指診斷法

人體的臟腑組織、四肢百骸是一個有機的整體，其上下

內外由氣血、經絡的運行相互聯繫。凡外邪侵襲，由外而內，通過經絡逐步深入。臟腑有病時，也會在經絡聯繫的部位體現出來。經絡在人體的雙手 5 個指頭上都有分佈，由 5 個指頭的不同反應就可以判斷機體不同臟腑的疾病。

拇指屬手太陰肺經，食指屬手陽明大腸經，中指屬手厥陰心包經，無名指屬手少陽三焦經，小指屬手少陰心經及手太陽小腸經（圖 1-1-6）。再根據各條經絡在指頭上的起止及其所屬經絡的內在銜接聯繫，各個指頭上出現的不同反應狀態閾信息符號即可推測出疾病所屬臟腑。操作時，操作者用一個膠質小錘在被檢查者右手 5 個指尖上逐個敲擊，用力相同，敲擊次數相等，可反覆幾次，然後耐心候其恢復常態。恢復速度較慢的（1 或 2～3 個）指頭即代表所屬經脈有病；最後恢復正常的手指有麻木感覺者，多屬陽證、熱證、腑證，主表，主氣；有疼痛感覺的，多屬陰證、寒證，臟證，主裏、主血。

5.透照法

採用強光透照指端，觀察甲質、甲床的不同顏色改變，從而得知末梢微循環的血運狀態。此法需要在黑暗中進行，不作為指甲檢查的常用方法。

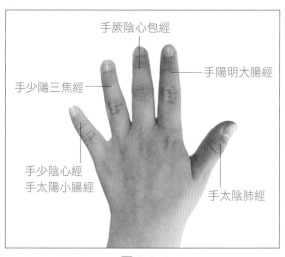

手厥陰心包經

手陽明大腸經

手少陽三焦經

手少陰心經
手太陽小腸經

手太陰肺經

圖 1-1-6

二、指甲各部位名稱與結構

（一）指甲的方位名稱

望甲診病前必須充分認識指甲，瞭解指甲。《黃帝內經》認為「甲為筋之餘」，「諸筋者，皆屬於節」。指甲來自於胚胎時期的外胚層，是皮膚角化附屬器官之一，由角化上皮細胞所組成。指甲位於十指末端的背側，長約占第 3 指骨的一半，是指端的組成部分。由此可見，指甲的方位同手指的方位、人體的方位是一致的。

正確的指甲方位及術語，是按人體解剖的體位來確定的。當身體直立，兩臂垂直於軀幹兩側，兩手掌向前時，身體的腹側和背側就表示指甲的前後（或腹背）位置關係。上肢的橈側和尺側，就表示指甲的內外（或左右）位置關係。手指與其附著部（手掌）距離的遠近，就表示指甲的水平（或上下）位置關係。這樣一來，指甲便有了背面、腹面、橈側、尺側、遠端、近端這樣的定位術語，這對於診察和記錄甲診信息就可以保證準確無誤了。

1. 九分比法

是將指甲從近端到遠端，從橈側到尺側，縱橫 3 等分，劃分成 9 格。用相同的方法，將每格再劃分成 9 小格，以此比例來劃分指甲的面積（圖 1-2-1）。

2. 四分比法

是將指甲從近端到遠端，從橈側到尺側，縱橫均分成 2 個區域，劃分為 4 格。用相同的方法，將每格再劃分成 4 小格，以此比例來劃分指甲的面積（圖 1-2-2）。

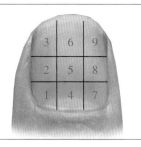

1.尺側近端；2.尺側中段；
3.尺側遠端；4.中部近端；
5.中部中段；6.中部遠端；
7.橈側近端；8.橈側中段；
9.橈側遠端。

圖 1-2-1　指甲九分比區域名稱（左手）

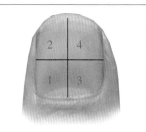

1.橈側近端；2.橈側遠端；
3.尺側近端；4.尺側遠端。

圖 1-2-2　指甲四分比區域
　　　　　名稱（右手）

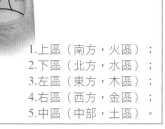

1.上區（南方，火區）；
2.下區（北方，水區）；
3.左區（東方，木區）；
4.右區（西方，金區）；
5.中區（中部，土區）。

圖 1-2-3　指甲五分比區域
　　　　　名稱（右手）

3. 五分比法

是將指甲劃分為 5 個區域，其中上區（南方）又稱火區，位於指甲的遠端部位，對應於心血管疾病；下區（北方）又稱水區，位於甲半月痕（瓣）部位，對應於腎病；左區（東方）又稱木區，位於指甲的橈側；右區（西方）又稱金區，位於指甲的尺側，左右區對應於肝膽疾病；中區（中部）又稱土區，位於指甲的正中部位，對應於脾胃病（圖 1-2-3）。

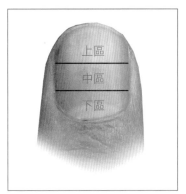

圖 1-2-4　指甲縱軸三分比
　　　　　區域名稱

5. 縱軸二分比法

是將指甲按縱軸劃分成
兩個區域，以甲體縱軸為中
心平分點，分成橈骨區與尺
骨區兩部分（圖 1-2-5）。

4. 縱軸三分比法

是將指甲按縱軸劃分為 3
個區域，其中遠端為上區，近
端（甲根）為下區，指甲的中
段為中區（圖 1-2-4）。

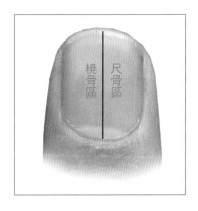

圖 1-2-5　指甲縱軸二分比
　　　　　區域名稱

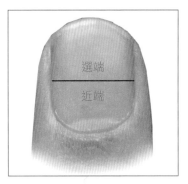

圖 1-2-6　指甲橫軸二分比
　　　　　區域名稱

6. 橫軸二分比法

是將指甲按橫軸劃分為
兩個區域，以甲體橫軸為中
心平分點，分成遠端（前
端、甲緣）和近端（後端、
甲根）兩部分（圖 1-2-6）。

（二）正常指甲的組織結構

正常指甲最前端，指甲與軟組織交界部位，稱為「甲緣」；指甲前端與內黏連的邊沿部分，稱為「甲沿」；指甲左右兩側，指甲與軟組織交界的邊緣部位，稱為「甲襞」或「甲側」；整個指甲的前 1／3 部分稱為「甲前」，中 1／3 部分稱為「甲中」，後 1／3 部分，稱為「甲根」。整個指頭除了指甲外，其餘部位統稱為軟組織。其前端軟組織部位，稱為「皮緣」；其後端，甲根與指背皮膚相互連接處有一條薄而整齊，狀如細帶樣的組織，稱為「皮帶」；皮帶後面與高於皮帶的皮膚組織及關節的連接處，稱為「皮囊」（圖 1-2-7）。

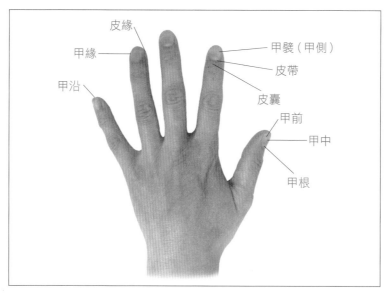

圖 1-2-7　正常指甲的組織結構

（三）正常人的指甲表現

正常人的甲板有長方形、方形、梯形或鏟形，甲面平滑、光潔、飽滿、潤澤、半透明狀，內泛有紅潤之色，色澤均勻，其上有極細的平行縱紋，甲面無脊棱溝裂，甲下無斑紋瘀點。其根部有乳白色半月痕（瓣），前部有淡紅色的弧線，後面接甲襞，兩側接甲溝。弧線隱約可見，半月痕（瓣）嫩白，一般不超過總長度的 1/4。指甲邊緣整齊，無凸出、凹陷或缺損等。向甲體加壓時變成白色，停止加壓後立即恢復常色。小兒指甲較成年人薄而軟，老年人指甲變得厚脆或乾枯或有棱紋不平滑的，亦屬正常現象。

三、甲診程序

指甲的形態、色澤、質地的改變常與所患疾病、職業、性別、年齡、環境、氣候、溫度、季節、自身體溫、手指狀況、手指活動度等有關，但也存在著一定的生理變異限度，一般按下述程式進行診察。

1. 甲 板

又稱甲體，平均厚 0.5～0.8 毫米。要注意觀察甲體的形狀（包括大小、厚薄、長短、寬窄、弧線、斑點、裂隙、缺損、溝紋等）、質地（包括粗糙、軟硬度、渾濁、脆性、韌性等）、顏色、光澤度、生長速度、動態改變等。

2. 半月痕（瓣）

又稱甲半月，是甲母細胞形成甲基質在甲板上的投影。要注意觀察半月痕（瓣）弧影擴大、縮小、變形、殘缺等改變和半月痕（瓣）間質、常態間質（渾濁枯澀等）

的改變。注意觀察半月痕（瓣）基質、顏色、光澤度、孫絡、質、形、色、動態等的改變。

3.甲　床

甲板之下爲甲床，是供應營養和物質代謝的聚散之處。要注意觀察甲床形態（甲板可因甲床的改變而形成嵴棱、翻翹、扭曲、甲剝離、畸形等）、斑塊、紋彩、瘀點、色澤（光華、充盈、蒼白、紅絳、青藍、發紺、烏黑、黃蝕等）的動態。

4.甲　襞

亦稱「甲側」。要注意觀察甲襞的形態、色澤，孫絡的動態等，注意觀察甲襞與甲體結合狀況是否規整，有無缺損以及甲襞循環是否良好等。

5.甲層次

即指甲的各個層次。甲板（對應胃、脾）、甲根（對應腎）常反映腹部臟腑的疾病；甲遠端常反映心、肺、胸部的疾病；甲板表層與體表的皮部相關聯；甲床及甲基質的斑點、瘀點與臟腑的病變相關聯；甲板間質層瘀滯與皮裏膜外及體腔等病變有關。

四、甲診注意事項

（1）甲診時，被檢查的手指要儘量放鬆、自然，根據檢查者的視力情況調整距離和方向，以取得最佳的甲診效果。

（2）甲診時，應注意整體與局部的關係，各種信息符號的生理、病理意義以及假陽性、假陰性的各種原因、各種影響因素的存在，甲診的敏感性、特異性在診斷中的價值。認真捕捉指甲與臟腑組織、經絡、氣血等相關信息符號的位置、形態、色澤改變，準確洞察疾病的演變與轉歸過程。

（3）甲診時，檢查者必須仔細、認真，熟練掌握甲診的基本手法，熟記各種甲診信息符號的位置、形態和色質的臨床意義，一絲不苟地捕捉、辨別，判定每一個信息符號切忌主觀片面。同時注意與患者主訴、症狀、體徵和其他診法以及現代理化等輔助檢查結果等進行綜合分析，從而作出準確的診斷。

（4）甲診時，宜逐一檢查各指甲板（體）、甲床、半月痕（瓣）、甲襞（側）、孫絡等部位，仔細分辨其形狀、質地、顏色、光澤度、動態等。一般應同時診視兩手指甲並相互對比，如有必要，亦可診察兩足趾甲以協助診斷。指甲上若有污垢時應清洗並予以擦乾，有染甲或有外傷史的指甲應將其除外，不要受其影響。

第二章　指甲的疾病信號

一、指甲形狀反映的疾病

（一）形狀變

1.大　甲

即大指甲，其甲體占手指末節的 1／2，甲板包圍整個手指頭，甲質地厚硬（圖 2–1–1）。提示此人耐病力較強，但易患呼吸系統疾病，如肺炎、支氣管炎等。

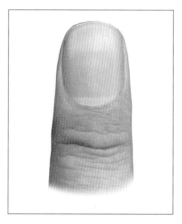

圖2-1-1　大　甲

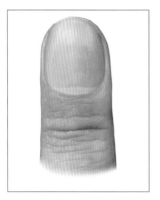

圖 2-1-2　肥大甲

2. 肥大甲

指甲板肥厚增大（圖 2-1-2）。提示易患肢端肥大症、慢性阻塞性肺氣腫、銀屑病、慢性腹瀉、肝硬化、剝脫性皮炎；亦見於杵狀指、真菌感染、甲溝炎等。

3. 闊　甲

即寬形甲，其甲板橫徑較寬（圖 2-1-3）。提示易患甲狀腺功能變異性疾病、生殖功能低下等。

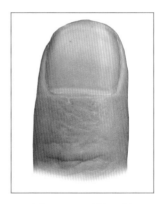

圖 2-1-3　闊　甲

4. 小短甲

其甲體短於末節指 1／2 以上（圖 2-1-4）。提示易患心血管疾病、肝病、糖尿病、神經衰弱等。若小指甲略帶紅色者，則易患心腦血管疾病。

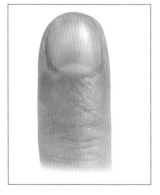

圖 2-1-4　小短甲

5. 矩形甲

即梯形甲，其甲寬度大於長度，且甲面欠光滑（圖 2-1-5）。若見甲半月痕（瓣）明顯增大者，提示易患不孕症、肺炎、支氣管炎等；若矩形甲嵌入肉內則稱為嵌甲，提示易患神經衰弱、風濕症。

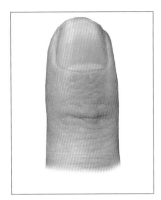

圖 2-1-5　矩形甲

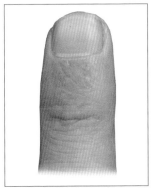

圖 2-1-6　扁形甲

6. 扁形甲

甲體略為彎曲，弧度和緩，呈扁狀（圖 2-1-6）。提示易患慢性胃炎、消化不良、胃腸功能失調等病症。

7. 長形甲

甲體為長方形，甲面出現輕微的縱紋，甲下顏色明潤稍淡，甲與皮膚交界處的甲襞有倒刺出現（圖 2-1-7）。提示此人精神、神經系統不很穩定，易患上呼吸道感染、胃腸炎、血液或內分泌方面的疾病。

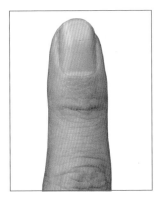

圖 2-1-7　長形甲

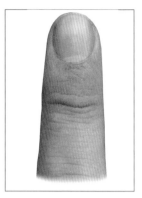

圖 2-1-8　圓形甲

8. 圓形甲

甲體呈圓形，甲襞一般不很整齊，甲色基本正常（圖 2-1-8）。提示體質健壯、暴發力強，但情緒不很穩定，易患眩暈症、偏頭痛、代謝類疾病，且這類人易患重病，如有消化性潰瘍，易發生大出血，好發胰腺炎、癌症等。

9. 棗形甲

其指甲呈大棗狀或橄欖果形（圖 2-1-9）。提示易患心腦血管方面或脊髓方面的疾病。

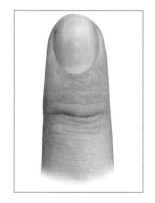

圖 2-1-9　棗形甲

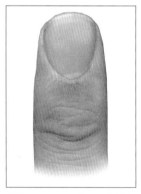

圖 2-1-10　倒三角甲

10. 倒三角甲

其指甲遠端粗大，甲根反而變小（呈倒三角形，圖 2-1-10）。提示易患腦出血、腦梗死等。若其顏色呈淡白色或暗黃色，提示病變正在進行之中，且多有頭痛病史，易反覆發作。

11. 百合形甲

其甲縱軸明顯突出，四周內屈，狀如百合片（圖 2-1-11）。該種甲型多見於女性，提示幼小時營養豐富，發育早而快，但體弱多病，消化功能不好，易患血液系統疾病。

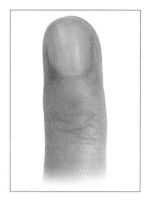

圖 2-1-11 百合形甲

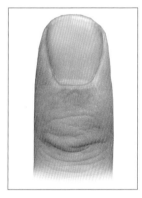

圖 2-1-12 碗形甲

12. 碗形甲

甲扁平，呈碗狀（圖 2-1-12）。見此甲徵者，提示智力兩極分化，或優或劣，易患呼吸系統、消化系統方面的疾病。

13. 扇形甲

甲呈扇形（圖 2-1-13）。提示此人體質較強壯，耐受能力較強，智商較高，但易患消化性潰瘍及肝膽病。

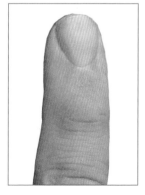

圖 2-1-13 扇形甲

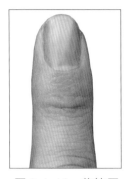

圖 2-1-14　蔥管甲

14. 蔥管甲

即筒形甲，其甲體縱軸捲曲如筒狀（圖 2-1-14）。該種甲型，多因久病之後體質虛弱所致。以指按壓甲板時，甲床出現蒼白色改變者，提示為血虛，指甲放鬆按壓仍顯蒼白色者，提示氣虛。一貫過於安逸不勞者，亦常見該甲徵。

（二）乾厚變

1. 乾枯甲

指甲乾枯而無光澤。該甲型常見於肺咯血、消化性潰瘍出血者。但隨其病情的緩解，指甲乾枯的症狀亦會緩解。

2. 柴糠甲

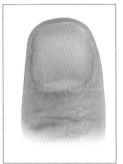

圖 2-1-15　柴糠甲

甲質鬆脆而枯槁，呈黃色朽木狀，見粉狀蛀蝕或缺損，表面高低不平（圖 2-1-15）。提示循環功能不良，肢端不得榮養，易受風寒、濕邪侵襲，易患肌肉萎縮症、脈管炎、甲癬等。

3. 枯厚甲

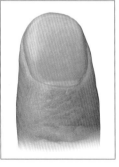

圖 2-1-16　枯厚甲

又稱粗厚甲。指甲明顯增厚，色發黃或灰，甲面失其光澤，渾濁、畸形、質脆、枯槁（圖 2-1-16）。臨床多見於先天性厚甲病、掌蹠角化病、甲周角化病、甲癬等。

（三）脆裂甲

1. 脆　甲

可見甲板菲薄，出現縱裂，層狀分離，或見甲板自游離緣起，向甲根部發展形成裂隙（圖 2-1-17）。該甲徵常見於甲狀腺功能亢進症、垂體功能障礙、營養不良症等。

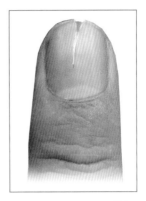

圖 2-1-17　脆　甲

2. 裂　甲

甲裂，又稱為「甲層分離」。其甲板可自末端游離緣起向甲根部分裂，使甲板裂成數層，前緣常有小片甲板脫落。分為指甲縱裂和指甲層裂，有此種甲型的人多提示內分泌功能障礙、神經系統疾病。

（四）剝脫甲

剝脫甲

又稱「分離甲」、「剝離甲」等，表現為甲板自游離緣逐漸上翹。指甲的游離緣開始發白變空，向甲根蔓延呈灰白色改變。無光澤，薄而軟，逐漸與甲床分離，活動時疼痛，其剝脫部分一般不會超過整個甲板的一半左右（圖 2-1-18）。該甲徵多見於甲板炎、甲癬、梅毒、銀屑病、妊娠、甲狀腺功能減退症、甲狀腺功能亢進症等。

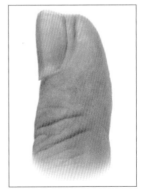

圖 2-1-18　剝脫甲

圖 2-1-18　剝脫甲

28　望甲診病速成

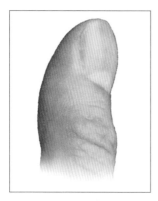

圖 2-1-19　鉤狀甲

（五）曲變甲

1. 鉤狀甲

又稱「鷹爪甲」，表現為甲板逐漸增厚，呈山尖樣凸出，表面粗糙不平，污穢物呈黑色、灰黑色或黑綠色等（圖 2-1-19）。提示慢性炎症、銀屑病、濕疹、關節炎、內分泌疾病等。

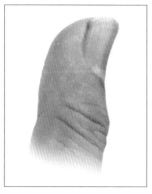

圖 2-1-20　匙狀甲

2. 匙狀甲

又稱「凹甲」、「反甲」等，表現為甲板變薄、變軟，周邊上翹，中間呈凹陷狀改變，甲體反捲，其狀如勺似匙（圖 2-1-20）。提示糖尿病、甲狀腺功能低下症或亢進症等。

3. 扭曲甲

指甲扭曲變形、失其光澤的，稱為扭曲甲（圖 2-1-21）。常見於脊髓病變、銀屑病、雷諾病、外傷、周圍性血管疾病等。

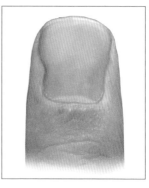

圖 2-1-21　扭曲甲

4. 圓彎甲

是指甲體呈橢圓形改變，背弓向上，甲緣內捲（圖 2-1-22）。該甲徵多見於鈣磷代謝障礙的患者。

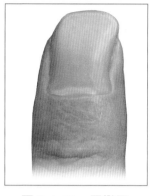

圖 2-1-22　圓彎甲

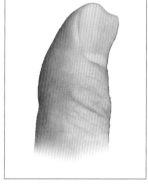

圖 2-1-23　翹甲

5. 翹　甲

指甲的前緣上翹，前高而後低，前寬而後狹（圖 2-1-23）。提示易患慢性疾病，尤其以反覆罹患上呼吸道感染者多見，大多存在著免疫功能低下。

6. 牛角甲

其甲板彎曲捲起，呈牛角狀，表面粗糙不平，失其光澤，出現縱橫輪紋，稱為牛角甲（圖 2-1-24）。臨床常見於魚鱗病、銀屑病、紅皮病、濕疹、毛髮紅糠疹、關節炎等。

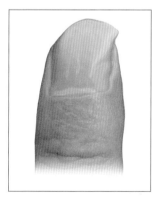

圖 2-1-24　牛角甲

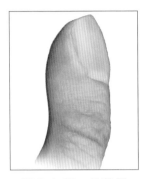

圖 2-1-25 杵狀甲

7. 杵狀甲

其杵狀指（趾）末節與甲板見同時呈鼓槌狀增大改變。甲板游離緣明顯向掌面彎曲，側緣也同樣呈彎曲改變，其甲板在縱或橫的方向皆呈曲線狀改變（圖 2-1-25）。杵狀甲 5%～10%見於消化系統疾病（肝硬化、慢性腸炎），10%～15%見於心血管疾病（慢性肺源性心臟病），其他見於甲狀腺切除術後、鼻咽部腫瘤、慢性骨髓炎等。

（六）凸變甲

1. 凸條狀變

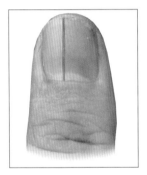

圖 2-1-26 凸條狀變

提示有慢性炎症、慢性病變存在（圖 2-1-26）。

2. 鏈條狀變或串珠狀凸變

其甲面出現縱向的凹凸不平的鏈條狀變（圖 2-1-27）或串珠狀變，或甲面出現串珠狀斑點，提示反覆發作的炎症、營養不良或微量元素缺乏等所致。

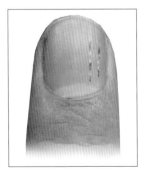

圖 2-1-27 鏈條狀甲

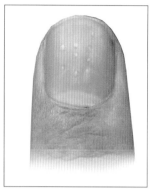

3. 逗點狀凸變

多對應體內發生的急性小病灶（圖 2-1-28）。

圖 2-1-28　逗點狀凸變

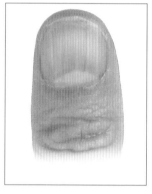

4. 縱紋甲

又稱「縱溝甲」（圖 2-1-29）。屬指甲營養不良症，常見於肝血虛證、腎陰虛證、消化吸收不良或先天性指甲發育不全。

圖 2-1-29　縱紋甲

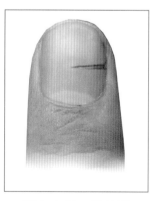

5. 橫紋甲

又稱「橫溝甲」，指甲的表面呈橫形凹陷，甲板透明度降低（圖 2-1-30）。臨床常見於氣虛血虧證、肝血不足證、邪熱肺燥、肝病、外傷、甲溝炎以及心肌梗塞的先兆。

圖 2-1-30　橫紋甲

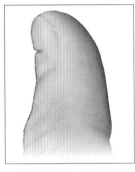

圖 2-1-31　凹變甲

（七）凹變甲

1. 凹變甲

其甲面中央處凹下低於四周，甲面上可見凹點與縱紋、橫紋，甲下色不均勻（圖 2-1-31）。提示肝腎功能欠佳，易於疲勞，精力不充沛，也易患不孕不育症。

2. 橫溝甲

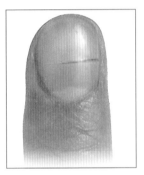

圖 2-1-32　橫溝甲

其甲根或甲體中間出現一條或數條橫行凹陷的溝紋，其狀如橫溝或波浪狀，表面無光澤，隨著指甲的生長，其改變逐漸前移至甲緣處，又稱「甲橫溝」（圖 2-1-32）。臨床上常見於熱性病（如肺炎、麻疹、猩紅熱等）後，出現熱邪傷陰、邪熱肺燥、肺氣鬱結、氣虛血瘀等證。

3. 縱溝甲

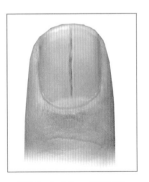

圖 2-1-33　縱溝甲

其甲板中央處出現明顯的縱形溝紋（圖 2-1-33）。該甲徵提示患了甲營養不良症或呼吸系統疾病。臨床應結合舌、脈合診，治宜滋肝養血、活血通絡，可選用復元活血湯、加味逍遙散等方劑化裁。

（八）不規則甲變

1. 啃缺甲

自咬甲緣，使其殘缺不整，呈鋸齒狀，甲板出現輕重不同的損傷，甚至見甲下出血等（圖2-1-34）。臨床上常見於小兒疳積症、腸道寄生蟲病以及內向型性格的人。

2. 胬肉甲

甲襞處增殖，貫入甲床，胬肉盤根，甲板缺損，為血不循經而行，以致贅生胬肉。

3. 渾濁甲

即指甲渾濁，其指甲失去正常的透明度，呈渾濁污穢狀改變，提示機體營養不良或者貧血，血管發生了痙攣，或血細胞增多症、維生素缺乏症、氣血雙虧證、外傷等所引起。

4. 萎縮甲

其甲板變小、變薄，甲體萎縮，臨床可見於先天性甲發育不良症，其他諸如麻風病、硬皮病、扁平苔癬、雷諾病、外傷等。

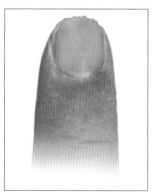

圖2-1-34　啃缺甲

（九）半月痕（瓣）變化

1. 半月痕（瓣）過大（一般不超過甲長的 1／3，圖 2-1-35）

提示氣血不足，臨床見腎虛證、原發性不孕、不育症等。半月痕（瓣）過小（稍見露出邊痕）或無半月痕（瓣）（圖 2-1-35），提示氣陰不足；半月痕（瓣）邊緣不整齊，提示氣血不調。

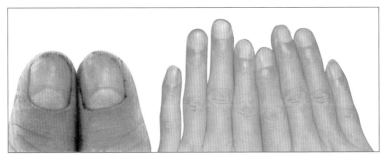

圖 2-1-35　半月痕（瓣）過大或過小

2. 偏月甲

是指半月痕（瓣）偏斜不正或不呈半月形。若甲下色粉紅或粉紅中見出現蒼白區（圖 2-1-36），提示機體消耗過大或營養失去平衡，抵抗力下降；食指半月痕（瓣）偏斜，提示罹患偏頭痛等。

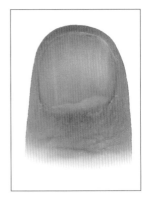

圖 2-1-36　偏月甲

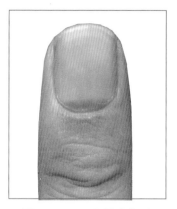

圖2-1-37　半月痕(瓣)
青色

3. 半月痕（瓣）青色
（圖 2-1-37）

表明有氣血淤滯的危症。

4. 半月痕（瓣）黑灰色
（圖 2-1-38）

提示身體某部位有疼痛症，高血脂、動脈硬化患者也可能有此甲徵。

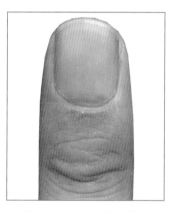

圖2-1-38　半月痕(瓣)
黑灰色

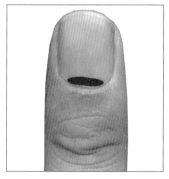

圖2-1-39　半月痕(瓣)黑紅
色或紫藍色

5. 半月痕（瓣）黑紅色
或紫藍色（圖 2-1-39）

提示心臟疾病信號。

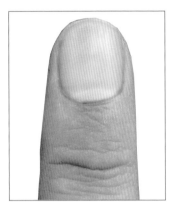

6. 半月痕（瓣）爲牛奶樣白色（圖2-1-40）

　　表明氣血雙虧信號。

圖2-1-40　半月痕（瓣）
牛奶樣白色

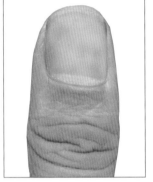

圖2-1-41　甲面朽木樣

7. 十指甲健康圈和全甲面乾燥似朽木樣發白（圖2-1-41）

　　提示肝癌中晚期信號。

8. 半月痕（瓣）大於全甲5／2（圖2-1-42）

　　提示有家族遺傳性高血壓信號。

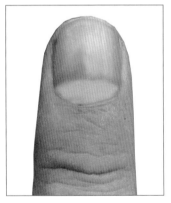

圖2-1-42　半月痕（瓣）大於全甲2／5

9. 半月痕（瓣）上部呈小鋸齒狀（圖 2-1-43）

提示心律失常信號。

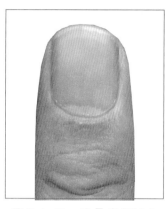

圖 2-1-43　半月痕（瓣）上部呈小鋸齒狀

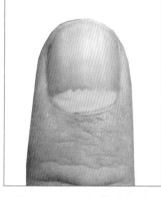

圖 2-1-44　半月痕（瓣）大鋸齒狀

10. 半月痕（瓣）較大，且月眉上部呈現圓滑的大鋸齒狀（圖 2-1-44）

提示胃病有惡變發生信號。

11. 小指甲半月痕（瓣）比其他指半月痕（瓣）色紅（圖 2-1-45）

提示近期有心臟疾患信號。

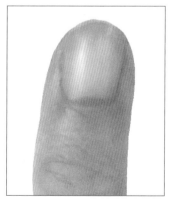

圖 2-1-45　小指甲半月痕（瓣）紅甚

二、指甲顏色反映的疾病

（一）正常指甲的顏色

甲板微屈，厚薄適中，甲質堅韌，本色淡紅，板面光滑，潤澤有神，月痕清晰，輕按指甲迅速變白，放鬆後恢復紅潤如常，甲床未見斑紋瘀點。正常、健康的指甲反映機體經脈通暢，氣血循行正常，身體健康。

（二）病變指甲的顏色

按之血色不散或按壓後久不復原者，屬死血之徵兆。一般認為，血色恢復緩慢者屬氣滯證或血瘀證；不復紅者多屬血虛，不散者屬瘀血。

1. 白 甲

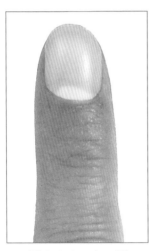

圖 2-2-1 白 甲

是指甲色變白，表現為甲板部分或全部變成白色，壓之不退色（圖 2-2-1）。臨床常見於寒證，亦見於肺結核形成鈣化灶、肝硬化、貧血、慢性腎炎等。點狀白甲，其甲板出現大小不等的一個或數個白點，呈小島狀或縱行排列，或呈絮狀，臨床多見於氣血兩虛證，腸道病、肝病、蛔蟲病、鋅缺乏症、梅毒、輕微外傷等的患者。

2. 半月痕（瓣）的白色變化

其甲根半月痕（瓣）出現明顯增大者，提示罹患慢性病症，如血小板減少症、慢性腎盂腎炎、生殖功能低下症等。若見拇指甲根部出現半月痕（瓣）增大改變，或十指的半月痕（瓣）均見出現增大改變的，提示患了慢性消耗性病症或失代償類的慢性病症；若見示（食）指甲出現半月痕（瓣）增大改變的，提示罹患失眠症、疲勞綜合徵、中樞神經功能有改變；若見中指甲出現半月痕（瓣）增大改變的，提示患了胃腸功能失調症，並與中樞神經功能障礙有關；若見環（無名）指甲出現半月痕（瓣）增大改變的，提示肺部患了慢性疾病；若見小指甲出現半月痕（瓣）增大改變的，提示泌尿、生殖系統或腰椎有病變。

3. 半白半黑甲

又稱「林塞甲」或「兩瓣甲」（圖 2-2-2），是一種具有特異性的甲徵表現，有時也可見出現紅白或紫白各半甲，或稱為「氮質血甲病綜合徵」，臨床上常見於慢性腎衰竭患者。其甲徵表現為近端部分呈白色改變，遠端則呈棕紅色或淡黑色改變，所有的指（趾）甲均可發生，常伴發全身性腎衰竭的症狀與體徵，如面色蒼白或晦黯，常有浮腫，全身消瘦呈營養不良狀態，皮膚乾燥，色素沉著如尿素霜而致皮膚瘙癢。

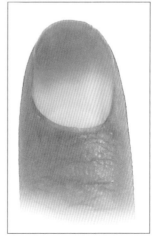

圖 2-2-2 半白半黑甲

4. 黑　甲

是指甲板上出現帶狀黑色或全甲均變成黑色、灰色或黑褐色改變，按壓後不消退（圖 2-2-3）。若在甲面上見出現一條或數條細而黑的縱行線（圖 2-2-4），甲下色不均勻，甲襞不整齊，半月痕（瓣）泛紅偏斜的，提示患了內分泌功能失調症，婦女月經不調、經期長短不穩、行經時腹痛難忍以及腦力、體力消耗過大等。

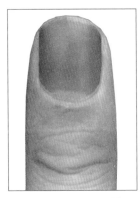

圖 2-2-3　黑　甲

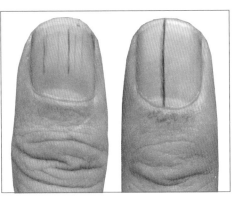

圖 2-2-4　黑帶甲

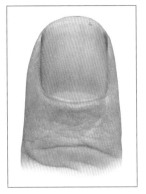

圖 2-2-5　綠　甲

5. 綠　甲

甲板全部或部分變成綠色，按壓時不退色（圖 2-2-5）。該甲徵有時見於乳腺癌和陳舊性心肌梗塞的患者，多為綠膿桿菌感染或白色念珠菌感染的患者。

6. 黃　甲

多為罹患肝膽疾病後，指甲被膽汁黃染所致（圖 2-2-6），如肝炎、膽囊炎、膽石症、肝癌、食管癌、肺癌等，尤以阻塞性黃疸或溶血性黃疸的患者，其指甲的黃染程度最為顯著。甲板枯厚棕黃的，臨床上常見於老年人群，因氣血虧虛，不能濡養臟腑、器官，從而出現退行性病變，亦常見於銀屑病患者。甲癬、念珠菌性

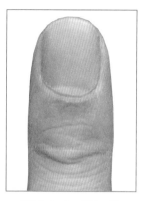

圖 2-2-6　黃　甲

甲溝炎等病，可使甲板的周圍呈棕黃色改變。甲板黃色，邊緣則為黑色，並伴見氣短、乏力、腹脹、便溏、飲食無味，面、目及肢體皆見浮腫，舌質淡、苔薄、脈細等症狀的，就稱為「黃甲綜合徵」，治宜健脾益氣、補益脾胃，方選香砂六君子湯、補中益氣湯等化裁施治。據林紫寰報導，凡罹患肝癌、胃癌、子宮癌的患者，其指甲表面多呈晦黃色改變。罹患甲狀腺功能減退症或腎病綜合徵的患者，消化系統疾病（特別是腫瘤）、慢性呼吸道疾病、淋巴系統疾病的指甲也可為黃甲。

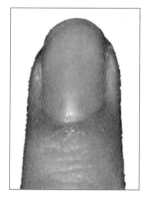

圖 2-2-7　紅　甲

7. 紅　甲

該甲徵多見於婦女以及少年兒童（圖 2-2-7）。臨床上常見於甲狀腺功能亢進症、「多血症」發熱、體溫增高、血流加速的患者。

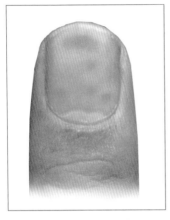

圖 2-2-8　紅斑甲

8. 紅斑甲

甲面上出現紅點、紅斑，甲下呈紫黯色或紅白相間改變，半月痕（瓣）不規整，甲襞不整齊的（圖 2-2-8），提示易患血液及循環系統的疾病，如血小板減少症、慢性出血性病症、心內膜炎等。

9. 孕甲徵

據有關報導，婦女妊娠時，指甲呈孕甲徵表現，即婦女停經後，按壓其拇指甲，呈紅色活潤改變的，提示妊娠，若見黯滯無華的，提示為月經病。

10. 毛細血管舞蹈徵

是指甲板根部出現毛細血管舞蹈改變（圖 2-2-9）。該甲徵常見於脈壓差增高的患者，如甲狀腺功能亢進症、主動脈瓣閉鎖不全以及嚴重貧血等。

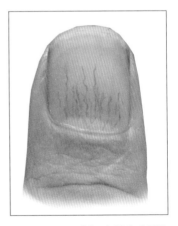

圖 2-2-9　毛細血管舞蹈徵

11. 青紫甲

指甲呈青紫色改變，並失其光澤（圖2-2-10）。實證出現藍色甲，多屬血瘀，或心血瘀阻，或肝經（臟）受其刑克；虛證若見藍色或青紫色，多屬惡候；若病久而見出現爪甲呈青紫色，其手足亦見呈青紫色改變的，是屬肝癌，預後不良；甲呈青紫色改變，多屬邪熱重症，氣血鬱滯不通。

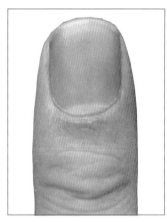

圖2-2-10　青紫甲

青紫甲臨床上多見於：①先天性心臟病、慢性肺源性心臟病（肺心病）、心功能不全（心力衰竭）、一氧化碳中毒（煤氣中毒）、伯氨喹啉過敏等。②結核性胸膜炎。③腎虛胃寒證患者。④心血管病，見口唇發紺、氣滯血瘀、血液循環障礙、組織缺氧等症狀。⑤腸源性青紫症、亞硝酸鹽類中毒或蠶豆病等。⑥肢端青紫症等。

青紫甲若伴肢端發冷、膚色紫紅寒重時，其青紫尤甚；手足冷汗，舌質青紫，脈沉細弱的，常見於雷諾病、系統性紅斑狼瘡、凍瘡樣多形紅斑、肢端發紺症、硬皮病、網狀青斑症以及驚風等多種病症。

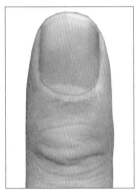

圖 2-2-11　藍　甲

12. 藍甲與藍色月狀甲

指甲呈青藍色改變的（圖 2-2-11），提示罹患急性疾病，如霍亂重症、嘔吐而津竭，或小兒抽搐發癇等。據趙鶴齡報導，指甲呈藍色改變，是白喉、大葉性肺炎、急性腸道傳染病以及氣管異物梗阻而導致嚴重缺氧和微循環障礙的反映。

　　藍甲多屬血瘀、心脈血管損傷或肝經受邪所致。服用氯喹、阿的平等藥物，或甲下血腫等均可使指甲變成藍色；黑色素性指頭炎，或誤食發芽的馬鈴薯、爛白菜等造成亞硝酸鹽中毒，也可使指甲變成藍色。另外，接觸藍色的染料，亦可致指甲變成藍色。

　　甲根部乳白色的半月痕（瓣）變成一圈藍色的半月狀弧影的，稱為「藍色月狀甲」（圖 2-2-12），提示機體循環不良，可能與罹患下述疾病有關：循環系統不良、心臟病、銀屑病、雷諾病等，大多與缺氧、瘀血等有關，若因心血瘀阻的，則多屬惡候。

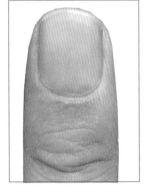

圖 2-2-12　藍色月狀甲

13. 褐色甲

指甲呈灰褐色或棕褐色改變（圖 2-2-13），提示罹患黑棘皮病、惡性黑色素瘤、艾迪生病等，內服酚酞、抗瘧制劑、金制劑等藥物，也可導致指甲變成褐色。

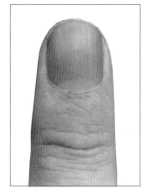

圖 2-2-13　褐色甲

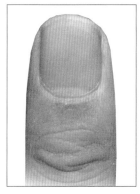

圖 2-2-14　灰色甲

14. 灰色甲

指甲呈灰色或淡色素沉著（圖 2-2-14），臨床上多見於營養不良症患者，如黏液性水腫、類風濕性關節炎或腦中風後遺症等，亦見於慢性消耗性疾病，如腫瘤或腫瘤化療過程當中。灰色甲亦常伴見指甲變厚或萎縮。真菌感染也可引起灰色甲的發生。

15. 月牙緣齒輪線

若指甲半月痕（瓣）緣處見出現紅白色齒輪狀交錯線條的，稱為「月牙痕齒輪線」（圖 2-2-15）。提示女性罹患炎症性疾病，男性罹患前列腺炎症、慢性結腸炎等。

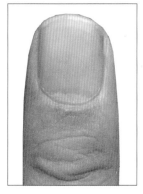

圖 2-2-15　月牙緣齒輪線

16. 甲下瘀血

是指指甲下見出現瘀點或瘀斑，其色紫紅或紫黑色，按壓時不消退。瘀血見出現於足趾甲的，可因外傷或鞋靴緊小，急行跋涉等所致；瘀血見出現於指甲的，除外傷原因外，可由於肝火鬱積、血熱妄行或潰瘍、腸道炎症、腸道出血或脾不統血以致血溢於脈管之外、胸悶脇脹、煩擾不寧、身熱夜甚，或腹脹便溏、飲食無味等所致。

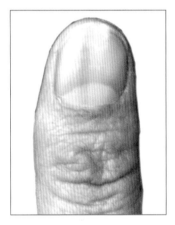

17. 裂片狀出血

指甲上出現紅色的縱向線條（圖 2-2-16），提示甲下毛細血管出血。若見出現多條紅線，提示患了慢性高血壓症、銀屑病，或可能隱藏著威脅生命的疾病，如亞急性細菌性心內膜炎等。

圖 2-2-16　裂片狀出血

18. 點狀出血

罹患亞急性細菌性心內膜炎、旋毛蟲病、流行性出血熱、菌毒血症、休克過程中出血的彌漫性播散性血管內凝血（DIC）時，其甲床可見出現血管栓塞性瘀點，尤以拇指甲多見。瘀血呈點、斑、片、條狀，黯紅色，有壓痛等特徵性表現。

三、甲緣皮膚改變反映的疾病

甲緣，又稱「甲周」或「甲周緣」等。甲緣皮膚組織（甲根部及甲側緣部皮膚）的異常改變，能快速、準確地反映機體最近幾日或半個月以內的生理、病理變化情況，如月經來潮、感冒、發熱、腸胃炎等。

該部位也是望甲診病內容中最為敏感的部位之一，甚至連處於潛伏期的疾病或亞健康情況亦能使之得以表現出來，是甲微循環中的宏觀病兆之一。

甲緣皮膚又稱為「甲周皮膚」。甲根處見出現緊貼甲面薄而透明的細帶狀組織稱為「皮帶」，皮帶內與皮帶相連接較為肥厚的皮膚組織稱為「皮囊」。正常、健康人的甲周軟組織處的甲緣皮膚平整而光滑，與甲皮黏合緊密，在一般情況下，指頭和皮囊處的皮膚與前臂的皮膚，其結構、色澤非常相似，但易出現腫脹變色、角化過度、皮帶撕裂、倒刺等改變。

1. 甲皮分離變

甲根與皮帶（囊）的粘連處出現分離改變，甲與甲皮之間出現空隙（圖 2-3-1）。若分離程度小，提示神經衰弱等疾病；若分離明顯的，提示罹患內臟下垂性疾病以及慢性腎盂腎炎等。

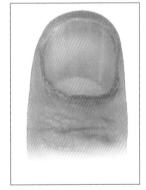

圖 2-3-1　甲皮分離變

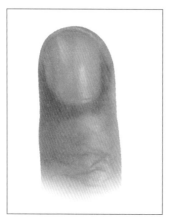

圖 2-3-2　甲周紅變

2. 甲周紅變

甲周皮膚出現充血紅腫（圖 2-3-2），紅變大多位於皮囊處，提示相應臟器有急性炎症性表現或月經不調等。

3. 皮緣倒刺變

指甲兩旁與皮囊處出現表皮剝離，大小形態不一，其尖（前）端呈游離狀態（圖 2-3-3），提示機體營養調節發生障礙性病變，內臟出現潰瘍。並同時出現心煩、易怒、失眠等症狀，相當於中醫的「心火證」。倒刺出現在不同的指甲，反映相應的病變部位和臨床症狀基本相應的區域位置。

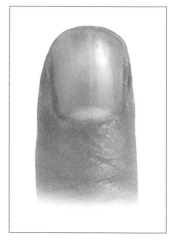

圖 2-3-3　皮緣倒刺變

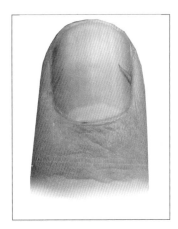

4. 甲側邊刺變

指甲兩側的邊緣部位見分裂出一根或兩根大小一致，如絲狀的肉刺（圖 2-3-4），提示機體適應不了外界的不良刺激或為病變早期的信息符號。

圖 2-3-4　甲側邊刺變

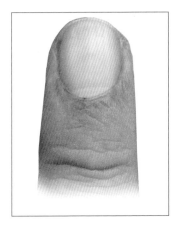

5. 皮緣粗糙變

甲緣粗糙，甲緣皮膚增厚、角化過度、皸裂、角質分離等改變（圖 2-3-5），提示機體存在慢性消耗性疾病，且病程已久，影響了末梢的血液循環，如罹患慢性胃炎、胃黏膜脫垂症、糖尿病等。

圖 2-3-5　皮緣粗糙變

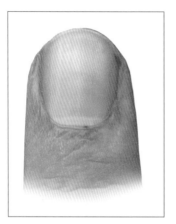

圖 2-3-6　皮緣撕裂變

6. 皮緣撕裂變

甲緣皮膚或皮帶見出現整層皮膚組織自然開裂，似如用刀切割樣（圖 2-3-6），提示機體存在慢性疾病，由於飲食失調、藥物治療不當致使病情加重。

7. 皮囊光亮變

皮囊處皮膚無皮紋、毛孔，皮膚顯得特別的光亮，提示機體內臟的黏膜生長發育不良，容易遭受損害，易罹患心臟病、腎臟病、十二指腸潰瘍、出血，上呼吸道感染等。

8. 皮囊色變

皮囊處皮膚色素沉著，常見淡咖啡色、深咖啡色、棕黑色等改變（圖 2-3-7），提示機體存在炎症性疾病，如肝炎的恢復期。小兒皮囊出現咖啡色改變，提示生長發育受到影響，易罹患心臟病、腎臟病、風濕性關節炎、結締組織疾病等。

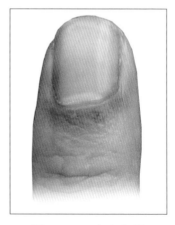

圖 2-3-7　皮囊色變

9. 皮囊腫脹變、倒刺變

皮囊處出現腫脹改變（圖 2-3-8），或同時在腫脹處見長出倒刺（圖 2-3-9），多與機體消耗性病變有關，多伴炎性紅腫，或提示炎症合併潰瘍，如口腔潰瘍、腎炎合併血尿、蛋白尿等器質性損害。

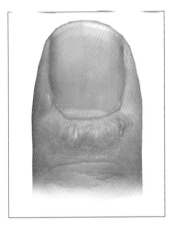

圖 2-3-8　皮囊腫脹變

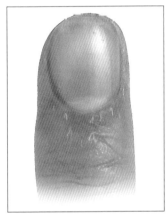

圖 2-3-9　皮囊倒刺變

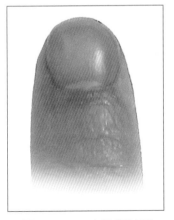

圖 2-3-10　皮帶緊縮變

10. 皮帶緊縮變

正常人的皮帶寬鬆恰當，若某一部分出現緊縮變小改變（圖 2-3-10），並有口渴、乏力等症狀出現，其需水量常超過常人量的，提示皮膚代謝功能障礙，可能存在全身慢性消耗性疾病，如腫瘤病、腸炎、糖尿病、甲狀腺功能亢進症等。

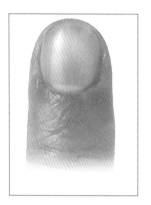

圖 2-3-11　皮囊皺縮變

11. 皮囊皺縮變

皮囊處出現皺縮改變（圖 2-3-11），提示患了脫水症、營養不良症和慢性消耗性疾病等。

12. 皮囊汗疹變

皮囊處皮膚呈褐黑色改變，皮囊腫脹，其上可見出現小水珠樣，似如汗珠（圖 2-3-12），提示心、肝臟有輕度炎症或功能性疾病，也有可能為肝炎、心肌炎處於臨床前期或恢復期。

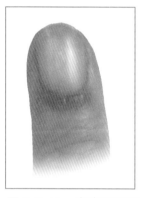

圖 2-3-12　皮囊汗疹變

13. 甲周皸裂變

又稱「指緣皸裂變」，是指甲緣部（指甲遠端兩側）皸裂變、甲周（甲體兩側或指甲近端）皸裂變（圖 2-3-13）。可見皮膚乾燥開裂，有時會引起出血或疼痛，有時甚至影響功能活動。

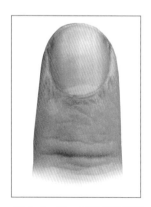

圖 2-3-13　甲周皸裂變

14. 甲溝糜裂變

在左右兩側的甲溝處，可見出現韭菜葉狀糜樣開裂，按壓、碰觸時有疼痛感。該甲徵的出現，提示患了蛔蟲病。無論大人、小兒，其對應意義相同。

四、甲診的定位與分析

關於指甲與臟腑、器官的定位關係，各書記載不盡相同。現略述一二。據《外科證治全書》載：拇指屬肺；示（食）指屬大腸；中指屬心包絡之脈；無名指屬三焦；小指內側屬心、外側屬小腸。上述說法與臨床上各指甲所反映的疾病範圍並不完全相同。現代甲診專家李學誠在其所著的《指甲診病彩色圖譜》一書中，將十指定位為：拇指主管全身；示（食）指則主要反映大腦、心臟的生理病理變化；中指則重點反映消化系統病理變化；環（無名）指則主要反映胸部、肺部、縱隔、心內膜的病理變化；小指則主要反映腎臟疾病、腰部疾病、男性生殖系統疾病。

現代甲診專家王文華在其所著的《指甲診病》一書中，認為若將五指併攏，對掌空握，十指相對時，其指甲恰似胎兒的縮影。以指甲近端為背側，遠端為腹側；以拇指甲對應頭、頸部；示（食）指甲對應胸、背部；中指甲對應腹、腰部，各臟腑器官基本上居於其中；手、肘位於示（食）指甲；臀、膝位於環（無名）指甲；足、踝位於小指甲，且兩側對稱，提示十指指甲包含著人體的全部信息（圖 2-4-1）。

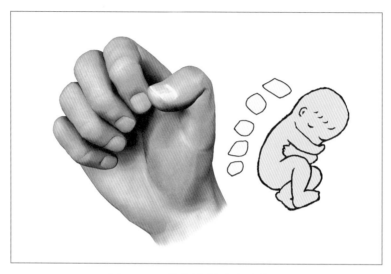

圖 2-4-1 指甲人體全息意象圖

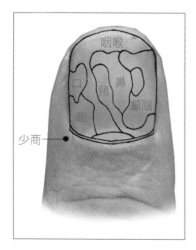

圖 2-4-2 右手拇指甲主病

1. 拇指甲

拇指指端為手太陰肺經所循行,上有少商穴(圖2-4-2)。主要反映頭、頸部疾病,包括頭痛(偏頭痛)、眩暈、鼻炎、咽喉炎、扁桃腺炎、口腔炎、牙周炎、齲齒、中耳炎、視力減退、頸淋巴結腫大、腦腫瘤等疾病。

2. 示（食）指甲

　　示（食）指指端主要為手陽明大腸經所循行，上有商陽穴（圖2-4-3）。主要反映上焦、上肢及部分咽喉和中焦疾病，包括咳嗽、肺結核、急慢性支氣管炎、支氣管哮喘、肺炎、肺氣腫、胸膜炎、食管炎、咽喉炎、乳房腫瘤、頸椎病、胸椎骨質增生以及手、肩

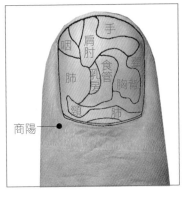

圖2-4-3　右手示（食）指甲主病

關節炎等病症。左示（食）指甲提示左側胸部、肩部、心、肺等部位的病變，右手示（食）指甲相應提示右側病變。

3. 中指甲

　　中指指端主要為手厥陰心包經所循行，上有中衝穴（圖2-4-4）。右手中指甲主胃痛，慢性胃炎、胃、十二指腸球部潰瘍，幽門、賁門疾患，橫膈膜炎，腹膜炎，肝大，腎臟疾患等。左手中指甲主冠心病、風心病、心肌炎、心動過速、期前收縮、主動脈硬化、左心室擴大、胃炎、胰腺炎、糖尿病等疾患。

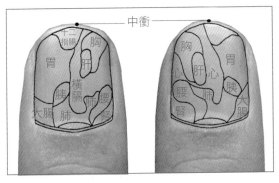

圖2-4-4　中指甲主病

4. 環（無名）指甲

環（無名）指指端主要為手少陽三焦經所循行，上有關衝穴（圖 2-4-5）。右手環（無名）指甲主要反映肝、膽、胰、腎、大腸、小腸、膀胱、生殖器官及膝、腰部等處病變，左手環（無名）指甲主要反映脾、胰、子宮、尿道、輸尿管、外陰、肛門等部位的病變。

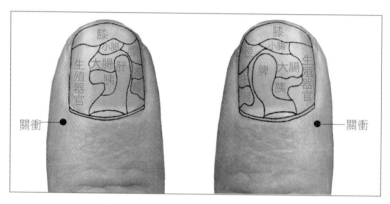

圖 2-4-5　環（無名）指甲主病

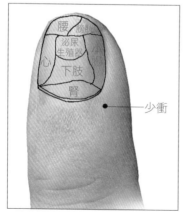

少衝

圖 2-4-6　左小指甲主病

5. 小指甲

小指指端為手少陰心經與手太陽小腸經所循行，上有少衝穴（圖 2-4-6）。其上區大多反映腰部、膀胱的病變，其中區大多反映下肢、生殖系統的病變，其下區大多反映兩下肢的病變。

第三章 望甲診病

一、支氣管炎

支氣管炎是由病毒或細菌感染、物理化學刺激或過敏等造成氣管－支氣管黏膜的急性炎症性表現。多由上呼吸道感染所引起，臨床主要表現為咳嗽和咳痰，病癒後支氣管黏膜可完全恢複正常。

（一）支氣管炎在指甲上的表現

1. 急性氣管炎及急性支氣管炎

環（無名）指（代表胸肺區）前端出現紅變，炎症越嚴重，紅變程度越深、面積越大，小指也見紅帶變（圖3-1-1）。

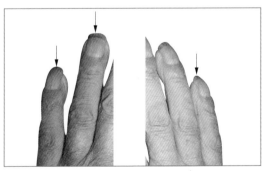

圖 3-1-1

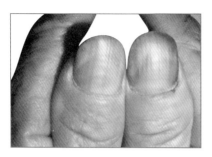

圖 3-1-2

2. 慢性支氣管炎

甲面上出現縱溝，尤以拇指、示（食）指最為明顯、突出（圖 3-1-2）。病程較長者，指甲較長並呈彎曲狀改變，其甲襞可見增厚改變。

3. 哮喘型慢性支氣管炎

環（無名）指甲的前端增寬（圖 3-1-3）、見粗細不等的凸條（圖 3-1-4），甲色紅、發光（圖 3-1-5），甲緣見缺變或翹變，其前緣部顯得不整齊（圖 3-1-6）。

4. 十指指甲均見捲席筒狀改變的，提示家族性支氣管炎。

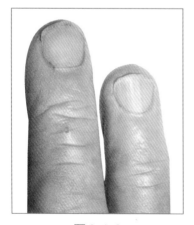

圖 3-1-3

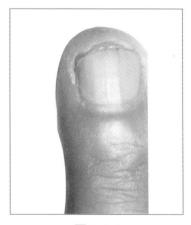

圖 3-1-4

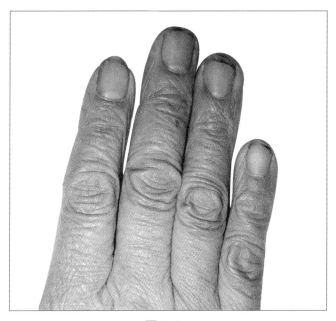

圖 3-1-5

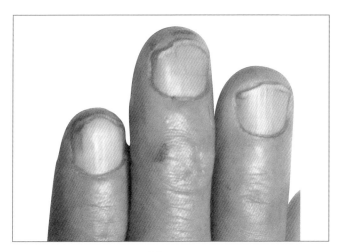

圖 3-1-6

（二）中醫簡易療法

1. 驗　方

蘿蔔 500 克、蜂蜜 50 毫升。將蘿蔔搗爛、取汁後，加入蜂蜜拌勻，每天 2 次飲用。

2. 按摩療法

患者自己兩臂屈肘，將手掌貼在同側胸部，做上下來回摩擦，每次 1～2 分鐘。適用於治療各種類型的咳嗽。

二、支氣管哮喘

支氣管哮喘是由外源性或內在的過敏源或非過敏源等因素，致使支氣管平滑肌痙攣，黏膜腫脹，分泌物增加，從而發生不可逆性阻塞為特點的常見的變態反應性病症。春、秋兩季發病率較高，可發生於任何年齡，但以 12 歲之前開始發病者居多。

（一）支氣管哮喘在指甲上的表現

1. 示（食）指或環（無名）：指指甲遠端處出現增寬改變（圖 3-2-1）。

2. 其甲面較為平滑，並失去光澤。

3. 哮喘急性發作時，甲色見紫色樣改變（圖 3-2-2）。

4. 哮喘輕度發作時，甲中出現紫色條紋，甲緣處出現缺變或翹變、皮帶寬大、甲皮出現粘連、皮囊咖啡色（圖 3-2-3）。

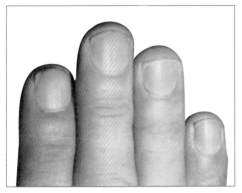

圖 3-2-1

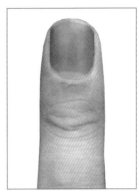

圖 3-2-2

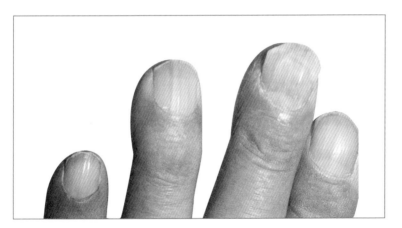

圖 3-2-3

（二）中醫簡易療法

1. 驗　方

百合 10 克、白果（銀杏）10 克，同煮，每天 2 次，溫服。

2. 按摩療法

用拇指或食指按摩華蓋穴 10 分鐘（圖 3-2-4），再雙手交替按魚際穴 20 分鐘（圖 3-2-5），每日 3 次，連續按摩 1 週。

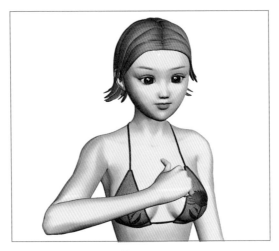

圖 3-2-4

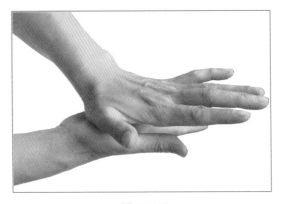

圖 3-2-5

三、便　秘

　　大凡大便秘結不通，排便時間延長，或有便意而排出困難者，均稱為便秘。臨床表現為大便次數減少，間隔時間延長，經常性需 3～7 日或更長時間才能排便 1 次；或大便次數雖然正常，但糞質堅硬、乾燥，排出困難。

（一）便秘在指甲上的表現

1. 甲色蒼白或暗黃色（圖 3-3-1）。
2. 拇指甲出現黑黃色、高低不平的豎棱紋（圖 3-3-2）。

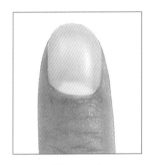

圖 3-3-1

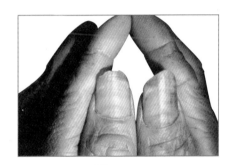

圖 3-3-2

（二）中醫簡易療法

1. 驗　方
中藥番瀉葉 3～5 克，泡茶飲，隨飲加水，每日 1 次。
2. 食　療
鮮菠菜 250 克，焯熟，拌入食鹽、麻油後食用。

四、急性胃炎

急性胃炎是一種自限性急性胃黏膜淺表性炎症或糜爛。臨床表現為上腹部或中腹部飽滿、疼痛，食慾減退，噁心、嘔吐等消化不良的症狀。細菌或毒素污染食物發生食物中毒，一般在數小時至 24 小時發作，大多數患者上腹部或中腹部疼痛，食慾不振，噁心，嘔吐，伴腸炎者則出現腸絞痛及腹瀉症狀，嚴重者可出現發熱、失水、酸中毒、休克等中毒症狀。

急性胃炎在指甲上的表現

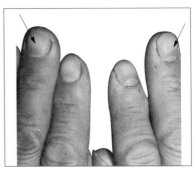

圖 3-4-1

1. 中指甲根部出現大塊紅變（圖 3-4-1）。

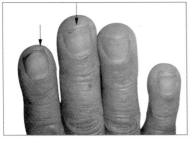

圖 3-4-2

2. 甲前緣出現紅帶變，顏色越深，炎症越重（圖 3-4-2）。

3. 出血性胃炎，在紅變的指甲上可見出現點、線狀變（圖 3-4-3）。

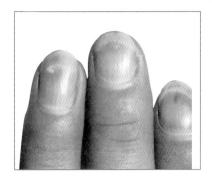

圖 3-4-3

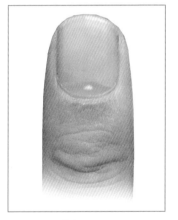

圖 3-4-4

4. 糜爛性胃炎，在中指甲根紅變處可見小塊的白斑變（圖 3-4-4）。

5. 指甲皮囊處出現紅腫、倒刺、甲皮分離等改變（圖 3-4-5）。

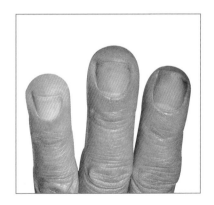

圖 3-4-5

五、慢性胃炎

慢性胃炎係指由於不同病因引起的各種慢性胃黏膜炎性病變。臨床表現為持續性上腹部或中腹部疼痛，或於進食後立即出現疼痛，可伴有腹脹、噯氣、反酸、食慾減退等消化不良的症狀；並可有膽汁性嘔吐和食管炎的表現。

（一）慢性淺表性胃炎

1. 中指甲根部出現細小的凸條，並見毛玻璃樣變（圖3-5-1）。

2. 甲色常呈淡紅色、蒼白色或灰白色改變，甲色的改變與病情的輕重成正比。

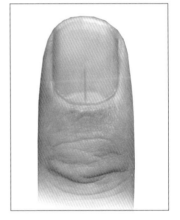

圖 3-5-1

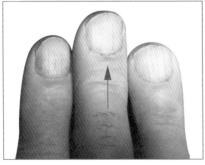

圖 3-5-2

3. 皮帶變得較為狹窄，並呈撕裂變（圖3-5-2）。

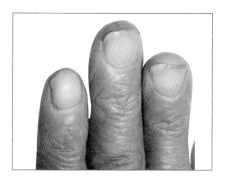

圖 3-5-3

4. 甲皮呈分離狀改
變（圖 3-5-3）。

（二）慢性萎縮性胃炎

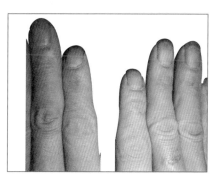

圖 3-5-4

1. 中指甲根處出現
細小的凹陷條狀改變
（圖 3-5-4）。

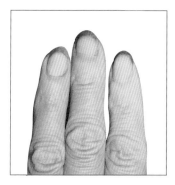

圖 3-5-5

2. 甲色出現白色改變
（圖 3-5-5）。

3. 皮緣處出現過度角化改變（圖 3-5-6）。

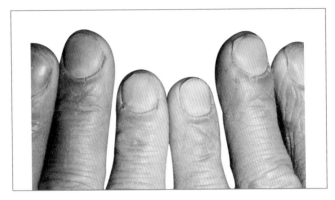

圖 3-5-6

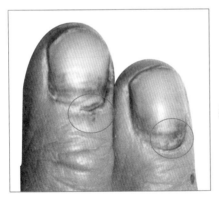

圖 3-5-7

4. 皮膚、皮帶出現撕裂樣改變（圖 3-5-7）。

5. 病情較輕者，軟組織一般無改變表現；病情較重者，軟組織變得乾癟凹陷。

（三）慢性肥厚性胃炎

1. 中指甲面上出現粗細不等的凸條樣變（圖 3-5-8）。

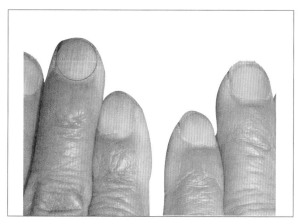

圖 3-5-8

2. 皮囊出現咖啡色樣改變（圖 3-5-9）。

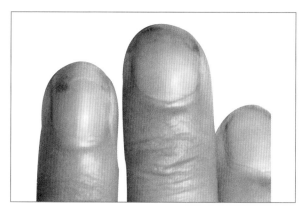

圖 3-5-9

3. 中指甲根部出現白環（圖 3-5-10）。

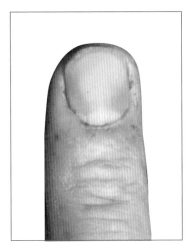

圖 3-5-10

4. 甲皮見分離狀改變（圖 3-5-11）。

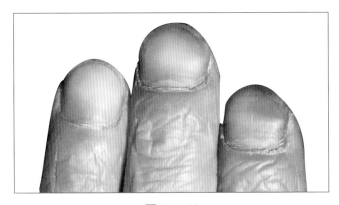

圖 3-5-11

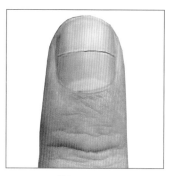

（四）慢性胃炎

1. 食指甲甲面出現淺橫溝
（圖 3-5-12），小指甲出現
條狀縱紋。

2. 拇指甲面可見塊狀凹陷
改變（圖 3-5-13），或見數
條較為明顯的凸出縱條紋（圖 3-5-14）。

圖 3-5-12

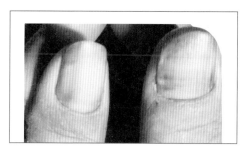

圖 3-5-13

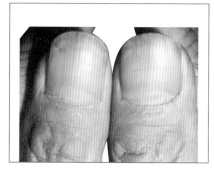

圖 3-5-14

（五）慢性胃竇炎

1. 中指甲根部可見似蟲蝕樣（圖 3-5-15）或波浪狀凸出樣改變，恰似重疊在一起的琉璃瓦；中指甲出現方形改變（圖 3-5-16）。

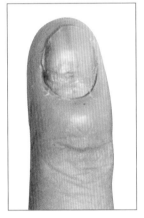

圖 3-5-15

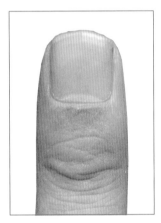

圖 3-5-16

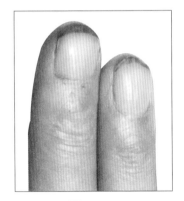

圖 3-5-17

2. 慢性胃竇炎急性發作，且與胃竇部潰瘍同時發生者，可見其中指甲根部出現紅色樣改變；無名指則出現不規則的粗條狀改變（圖 3-5-17）。

六、消化性潰瘍

消化性潰瘍通常是指發生在胃及十二指腸的慢性潰瘍。胃潰瘍的發生多由於保護因素的減弱所致，十二指腸潰瘍的發生則主要是由於損害因素的增強所致。中樞神經系統功能紊亂，長期精神過度緊張、疲勞或情緒激動，吸菸等，在發病中也起著較大的作用。

（一）胃潰瘍在指甲上的表現

1. 拇指甲面出現明顯紫色斑塊（圖 3-6-1），提示近期有胃出血史。指甲皮囊出現紅色、光亮改變的，提示消化功能有障礙。

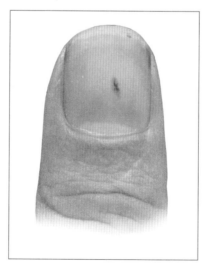

圖 3-6-1

　　2. 拇指甲出現枯萎狀改變，而毫無榮澤表現（圖 3-6-2），並可見大小不等的橫條狀凹陷（圖 3-6-3），提示胃潰瘍信號。

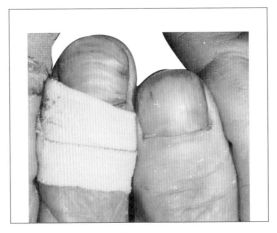

圖 3-6-2

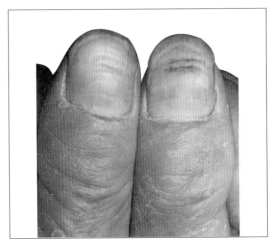

圖 3-6-3

3. 有以下甲徵的，提示胃體部潰瘍。

① 中指甲可見粗細不等的凹凸條（圖 3-6-4）。

② 甲皮分離，同時出現白環。

③ 皮帶紅腫脹大或咖啡色變。

④ 慢性潰瘍合併有炎症的，其甲色如同膚色樣。

⑤ 胃潰瘍、胃炎合併有出血的，其中指中央部位出現紅樣變或明顯的紅絲（圖 3-6-5）。

⑥ 左手出現上述甲徵的，提示胃大彎處有炎性出血；右手見出現上述甲徵的，提示胃小彎處有炎性出血。

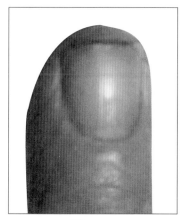

圖 3-6-4

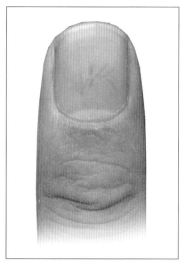

圖 3-6-5

（二）十二指腸潰瘍在指甲上的表現

1. 右手中指皮囊部紅色腫脹或咖啡色腫脹（圖 3-6-6）。

2. 甲根部的白環增大或變紅，還可見點塊狀深紅色變（圖 3-6-7）。

3. 指甲皮囊部呈咖啡色（圖 3-6-8）。

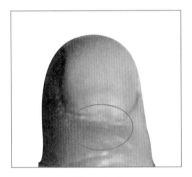

圖 3-6-6

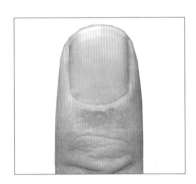

圖 3-6-7

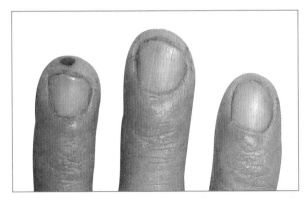

圖 3-6-8

七、原發性高血壓

原發性高血壓是一種以動脈血壓持續升高或神經功能失調表現為臨床特徵，並伴有動脈、心臟、腦和腎等器官病理性改變的全身性病症。目前，我國診斷高血壓的標準是：60 歲以下的成年人收縮壓 140mmHg（18.7kPa）或以上和（或）舒張壓 90mmHg（12.0kPa）或以上。舒張壓介於 90mmHg（12.0kPa）與 95mmHg（12.7kPa）之間者，定為臨界高血壓。

原發性高血壓在指甲上的表現

1. 大多數患者指甲狀變短（圖 3-7-1），尤其是雙手拇指甲，出現扁平的闊甲狀，並且堅硬（圖 3-7-2）。

2. 甲半月較正常人偏大，可達到或超過整個指甲的 1／3左右（圖 3-7-3）。

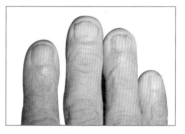

圖 3-7-1

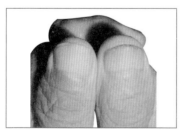

圖 3-7-2

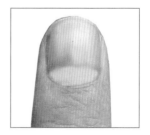

圖 3-7-3

八、原發性直立性低血壓

原發性直立性低血壓是一種廣泛的自主神經系統病症，是指患者在站立時，由於血液循環異常而引起血壓降低，收縮壓常低於 90mmHg（12.0kPa），舒張壓常低於 60mmHg（8.0kPa），使臨床出現一系列症狀的一種病症。臨床表現為在站立時出現眩暈、胸悶、視力模糊、全身乏力、氣憋甚至暈厥。常伴有面色蒼白、頭痛、食慾不振、易疲勞、汗少、性慾低下、二便失禁等表現。

（一）原發性直立性低血壓在指甲上的表現

雙手十指甲均無白色的甲半月或白色的甲半月過小（圖 3-8-1），捏手掌時彈性又差的，均提示血壓偏低。

（二）中醫簡易療法

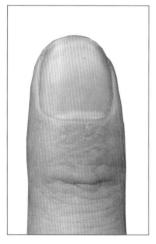

西洋參 5 克，桂枝 15 克，附子 12 克，甘草 10 克。上藥共研為粗末，放入杯中，用開水沖泡頻頻代茶水飲用，服至症狀消失、血壓恢復正常為止。每日 1 劑。具有溫補脾腎、益氣養陰的功效。

圖 3-8-1

九、冠狀動脈硬化性心臟病

冠狀動脈硬化性心臟病簡稱「冠心病」，是中老年人的常見病。發病原因為脂質代謝失調和動脈壁損壞，包括高血脂症、原發性高血壓、糖尿病、吸菸、酗酒、情緒緊張並缺乏體力勞動和遺傳因素等。

（一）心絞痛

1. 有以下甲徵的，提示易患心絞痛信號。

① 食指甲偏歪（圖 3–9–1）。

② 食指甲面上出現粗細不等的凸條（圖 3–9–2）。

③ 食指甲中央見白玉樣變，其周圍可見紅變（圖 3–9–3）。

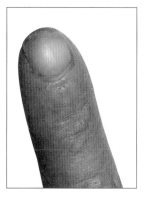

圖 3–9–1

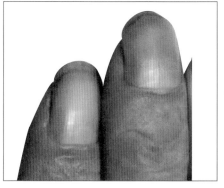

圖 3-9-2

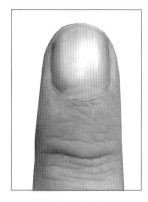

圖 3-9-3

2. 以下甲徵提示已有心絞痛發作病史。

①食指甲根部有逗號狀改變（圖 3-9-4）或波浪狀改變。

②食指甲增厚或呈斑塊狀或黃斑樣改變（圖 3-9-5）。

③食指甲皮緣部常呈過度角化樣改變（圖 3-9-6）。

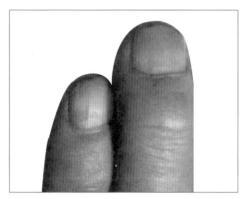

圖 3-9-4

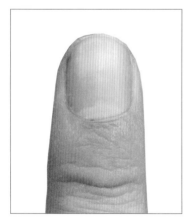

圖 3-9-5

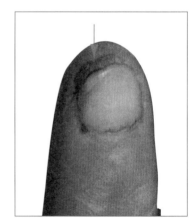

圖 3-9-6

（二）心肌梗塞

1. 拇指甲可見黃色變、寬厚變、波浪狀變等多種改變（圖 3-9-7）。

2. 食指甲可見黃色變、寬厚變、兩層變等多種改變（圖 3-9-8）。

3. 拇指甲的甲周軟組織出現過度角化變，且其角化組織內出現游離的小塊呈分離狀改變（圖 3-9-9）。

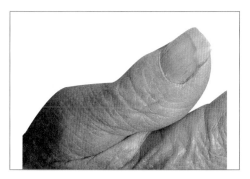

圖 3-9-7

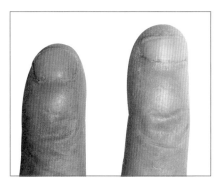

圖 3-9-8

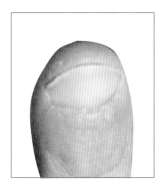

圖 3-9-9

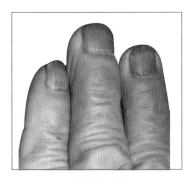

圖 3-9-10

（三）隱性冠心病

1. 示（食）指甲比其他各指甲增厚，且可見黃色變（圖 3-9-10）。

2. 甲根部顏色較白，並出現方形狀改變。

3. 甲周軟組織過度角化（圖 3-9-11）。

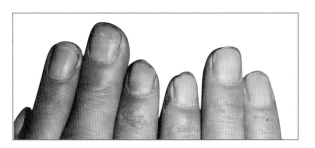

圖 3-9-11

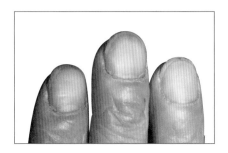

圖 3-9-12

4. 甲皮出現粘連狀（圖 3-9-12）。

十、腦動脈硬化症

腦動脈硬化症是由於脂質沉積於腦動脈內壁，以致腦動脈發生粥樣硬化、小動脈硬化、微小動脈玻璃樣變等腦動脈變性病變，由此導致慢性、進行性腦缺血、缺氧，表現為腦功能障礙、精神障礙和局灶性損害等慢性腦病綜合徵。

主要表現為腦功能障礙和精神障礙，多數患者有頭昏腦脹、頭痛、眩暈、倦怠乏力、嗜睡、精神委靡不振或抑鬱等症狀，易見激動、失眠、多夢、記憶力減退，尤以近事記憶力減退明顯，注意力不集中，情緒不穩定，思維遲鈍，理解力以及綜合分析能力較差，工作能力下降，言語不清，吞咽困難，動作遲緩，肢體麻木，行走時緩慢搖擺等。

腦動脈硬化在指甲上的表現

1. 食指甲上有一條由細小的條紋所構成的粗凸條紋。粗凸條紋若出現於左手，提示右側腦動脈有硬化性改變；若出現於右手，提示左側腦動脈有硬化性改變；若出現於指甲的中央，提示腦部正中血管有硬化性改變（圖 3-10-1）。

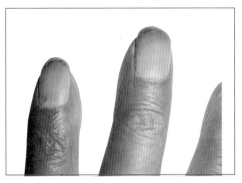

圖 3-10-1

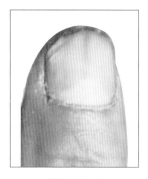

圖 3-10-2

2. 以下甲徵提示腦萎縮。

① 拇指或中指甲出現塊狀的灰白色變（圖 3-10-2）。

② 中指或示（食）指甲可見較為明顯的、不規則的、凹陷狀的不同改變（圖 3-10-3）。

③ 病情越為嚴重，則甲色越見蒼白，毫無血色（圖 3-10-4），其甲面則越彎曲（圖 3-10-5）。

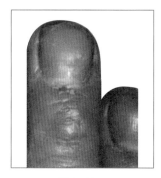

圖 3-10-3

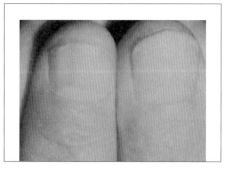

圖 3-10-4

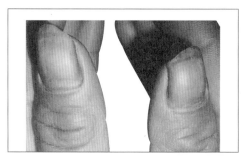

圖 3-10-5

十一、神經衰弱

神經衰弱是一種以慢性疲勞、情緒不穩、自主神經功能紊亂、突出的興奮與疲勞為其臨床特徵，並伴有軀體症狀和睡眠障礙的病症。

（一）神經衰弱在指甲上的表現

1. 甲型較大，且多為細長甲型（圖 3-11-1），甲色並見出現蒼白變。

2. 甲根部白環（半月瓣）較小或無白環出現（圖 3-11-2）。

（二）中醫簡易療法

1. 驗方

百合、蓮藕各 6 克，加水煎煮後，分 3 次服用，每日 1 劑。具有滋陰降火、清心安神的功效。適用於心腎不交型神經衰弱。

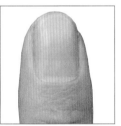

圖 3-11-1

2. 足浴療法

黃連 10 克，肉桂 15 克，細辛 6 克。上藥加水 1000 毫升，以武火煮沸 5 分鐘，先薰後洗，再浸泡雙足。每次浸泡時間不少於 20 分鐘。每晚睡前 1 次，每劑藥可連用 3 次（後 2 次加水煮沸即可），9 日為 1 個療

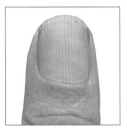

圖 3-11-2

程。具有滋陰清心的功效。適用於心腎不交型神經衰弱。

十二、頭　痛

頭痛是臨床常見的自覺症狀，可出現於許多急、慢性病症之中。本文所討論的頭痛是在內科雜病範圍內，以頭痛為其主要臨床症狀的病症，包括血管性頭痛、肌緊張性頭痛、頭部神經痛、炎症性頭痛、頭部器官及鄰近組織病變引起的頭痛、牽引性頭痛、神經性頭痛。

（一）頭痛在指甲上的表現

1.風濕性頭痛

（1）示（食）指甲出現一兩條橫行的凹陷條狀變，其甲色較為蒼老，多無光澤。

（2）示（食）指甲根部的皮囊處可見數粒較小的皮疹（圖3-12-1）。

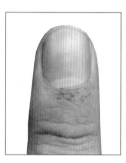

圖3-12-1

（3）皮帶邊緣處可見出現石灰樣改變。

2.實質性炎症所致的頭痛

（1）示（食）指甲可出現彎曲狀或凹陷點狀改變（圖3-12-2）。一般色紅的，提示為活動性病變；普通常色的，提示為穩定性病變。80%的患者，左手示（食）指甲提示左側腦部頭痛，右手示（食）指甲提示右側腦部頭痛。

（2）實質性局限性充血所致的頭痛：示（食）指甲有一塊較為明顯的紅斑變，且其形態常複雜而多變（圖3-12-3）。

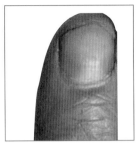
圖 3-12-2

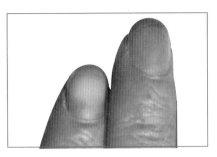
圖 3-12-3

（二）中醫簡易療法

1. 熱水療法

頭痛發作時，以適量熱水燙手，水溫 70～80℃。一般 10 分鐘後，頭痛開始緩解。燙手到 30 分鐘時，頭痛可基本消失。然後休息片刻，再以熱水燙腳 10～20 分鐘，頭痛可完全消失而很快入睡。每燙 1 次可止痛 7 天左右。以後堅持每 3 天燙 1 次，持續 1～2 個月後，改為每 5 天燙 1 次，堅持 4～6 個月可望痊癒。

2. 按摩療法

感冒初起，頭痛、惡寒，揉小指外側的少澤穴；來月經或神經緊張引起的頭痛，揉無名指外側的關衝穴；耳朵後面至頭內部的疼痛，係由風寒所引起，揉小指的少衝穴；眼睛周圍及內部的頭痛，是由於眼鏡度數不合適或是眼睛疲勞所致，揉中指的中衝穴（圖 3-12-4）。

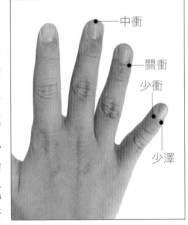
圖 3-12-4

十三、泌尿系感染

泌尿系感染又稱為「尿路感染」。是細菌侵襲尿道、膀胱、輸尿管或腎臟而引起感染性病症的總稱。最常見的致病菌為大腸桿菌，占 50%～80%，發病率女性較男性為高，妊娠期、分娩後數日、2 歲以下用尿布的嬰兒均為高發病時期。臨床表現為尿頻、尿急、尿痛，排尿不暢，下腹部墜脹等。

（一）泌尿系感染在指甲上的表現

1. 以下甲徵提示膀胱炎信號。

① 小指甲可見紅斑，其甲周圍出現淡紅變（圖 3–13–1）；皮囊部出現棕黑色變（圖 3–13–2）。

② 若見小指甲出現鏈條變時，表明膀胱炎症常反覆發作，一時難癒。

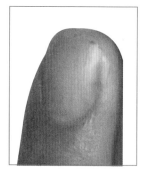

圖 3–13–1

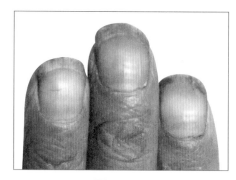

圖 3–13–2

2. 以下甲徵提示慢性腎盂腎炎信號。

① 慢性腎盂腎炎合併有血尿時，其小指根部常出現紅變，皮囊腫脹，常呈咖啡色變（圖 3-13-3）。

② 慢性腎盂腎炎合併腰痛時，其小指甲根部常出現灰色或蒼白色樣變或可見紅色斑塊狀變（圖 3-13-4）。

③ 慢性腎盂腎炎合併腎衰竭（尿毒症）時，其甲色常出現淡黃色變或屍色樣變。小指甲出現寬大、扁平狀改變，甲面上出現柵欄狀變。其甲皮常出現粘連狀變。十指均可出現腫脹變（圖 3-13-5）。

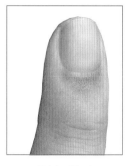

圖 3-13-3

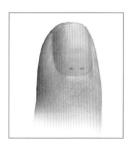

圖 3-13-4

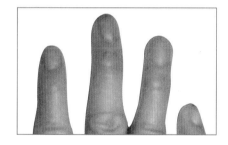

圖 3-13-5

（二）中醫簡易療法

1. 驗方

車前草 50 克，以水煎後，分 2 次服用，每日 1 劑。適用於膀胱炎。

2. 薰洗療法

瓦松 60 克，加水適量煎煮，取藥液 1000 毫升裝入盆中，先薰後洗會陰部，每日 1 次。適用於膀胱炎。

十四、糖尿病

糖尿病是臨床常見的有遺傳因素的內分泌－代謝性病症，因胰島素分泌相對或絕對不足以及靶細胞對胰島素敏感性降低，從而引起糖、蛋白質、脂肪和繼發的維生素、水、電解質代謝紊亂，並以高血糖為主要臨床特徵的一組病症。本病的一般症狀為代謝紊亂綜合徵，出現「三多一少」症狀，即多飲、多食、多尿和消瘦等表現。

糖尿病在指甲上的表現

1. 常見凹甲或闊甲樣變（圖3-14-1）。

2. 各指甲面可見凸條狀變，尤以示（食）指甲與環（無名）指甲最為明顯（圖3-14-2）。

3. 甲底或甲根部可見淺藍色變（圖3-14-3）。

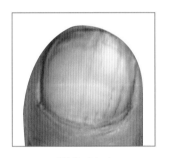

圖 3-14-1

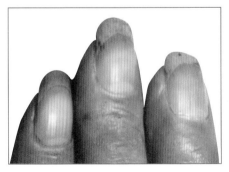

圖 3-14-2

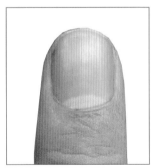

圖 3-14-3

十五、貧　血

貧血係指單位容積血液內所含的血紅蛋白或紅細胞數低於正常值。臨床表現為面色蒼白、呼吸急促、心跳加快、困倦乏力、頭暈、耳鳴、腹瀉、閉經、性慾下降等。

貧血在指甲上的表現

1. 十指甲色淡白、無血色表現（圖 3–15–1）。

2. 嚴重貧血：① 甲質變得較為薄弱。② 指甲常見勺狀或匙狀（反甲）變（圖 3–15–2）。③ 十指甲下均不見血色。

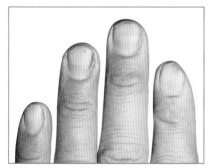

圖 3–15–1

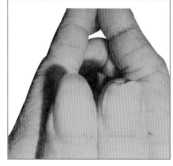

圖 3–15–2

十六、風濕性關節炎

風濕性關節炎是一種與咽部Ａ族溶血性鏈球菌感染有關的變態反應性病症。是人體因感受風寒濕邪而發生的一種慢性而又反覆急性發作的關節炎性病症。表現為四肢大關節（腕、肘、肩、膝、髖等關節）游走性疼痛或腫痛。受累關節紅、腫、熱、痛，活動受限，並可有心臟炎、低熱、皮下結節、環形紅斑、舞蹈病等表現。

風濕性關節炎在指甲上的表現

1.指（趾）甲面上出現一橫形的或點狀形的凹陷狀改變（圖3-16-1），其凹陷面積的大小與病情的輕重常成正比關係。其凹陷面積越大，病情越重，受累關節亦越多。

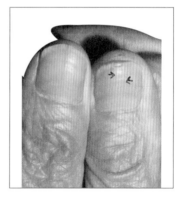

圖 3-16-1

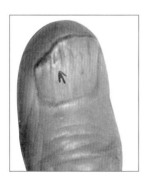

圖 3-16-2

2.指（趾）甲上出現塊狀缺變（圖3-16-2）。

3. 拇指甲有上述（1、2 所述）甲徵者，提示全身性關節有炎症性病變（圖 3-16-3）；示（食）指甲上見之，提示肩關節有炎症性病變（圖 3-16-4）；中指甲上見之，提示髖關節或膝關節有炎症性病變（圖 3-16-5）；環（無名）指甲上見之，提示膝關節或踝關節有炎症性病變（圖 3-16-6）。

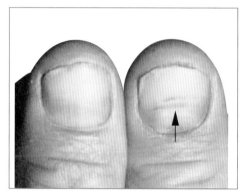

圖 3-16-3

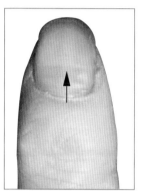

圖 3-16-4

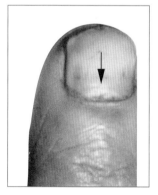

圖 3-16-5

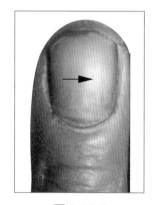

圖 3-16-6

十七、病毒性肝炎

病毒性肝炎是由多種肝炎病毒引起的一種消化道傳染病。具有傳染性強、流行面廣、發病率高、傳播途徑複雜等特點。臨床上主要表現為食慾不振、噁心、嘔吐、全身乏力、肝大、肝功能異常、有或無黃疸，起病時有短期發熱等。

病毒性肝炎在指甲上的表現

1. 指甲外形如同蒲扇樣。
2. 甲面上出現串珠狀凸出變或出現縱裂紋（圖 3-17-1）。

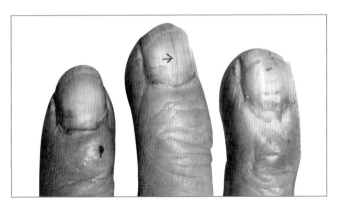

圖 3-17-1

3. 病情較久者，甲體兩側的甲床出現青紫、枯黃色變（圖 3-17-2）。

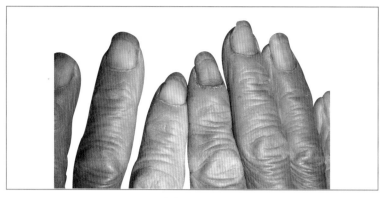

圖 3-17-2

4. ① 中指甲前緣常見灰黃色帶狀變或乾枯樣白色帶狀變，其中的一部分亦可見不規則樣變。

② 指甲前緣常由紅、黃、白三種帶狀構成。

③ 十指指甲的根部，均可見光變狀變，色白。

5. 示（食）指甲出現黃染樣改變（圖 3-17-3），提示黃疸型肝炎。

6. 雙手除拇指以外的其餘 8 個指甲，其甲根部的白環均可見粉紅色樣變，提示 B 型肝炎信號。

7. 以下甲徵提示膽汁型肝炎。

① 中指外側常見一條辮子狀的粗條凸出樣變。

② 甲根部常見毛糙樣變，顏色較白。

③ 十指皮囊部均見腫脹變。

④ 甲皮常見分離變。

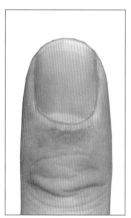

圖 3-17-3

十八、肺結核

肺結核是由結核桿菌引起的慢性、緩發性傳染病。在全身各器官的結核病中，以肺結核最為常見。當人體抵抗力下降時，由於感染了結核桿菌，從而引起發病。其病理特徵為結核結節、浸潤、乾酪樣變和空洞形成等。

肺結核在指甲上的表現

1. 示（食）指甲呈凸甲狀改變，且無華失其光澤。

2. 病情嚴重時，示（食）甲根部見出現紫色變（圖3-18-1）。

3. 遷延期患者，指甲的中部較為瘦削而薄弱，其外形如同湯匙樣改變（圖3-18-2）。

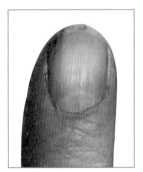

圖 3-18-1

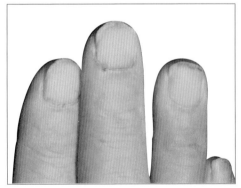

圖 3-18-2

十九、膽囊炎、膽石症

膽囊炎是指各種原因引起膽囊內產生炎症的一種病症。常有急性、慢性之分。可以是原發性的，即不伴有膽囊結石；也可以是繼發性的，即在膽囊結石的基礎上而後發生的炎症。

膽石症是指結石存在於膽道內而引起的病症，為常見的膽道系統疾病。臨床表現為右上腹部膽性絞痛、黃疸和發熱三大主症。

（一）膽囊炎在指甲上的表現

1. 以下甲徵提示腫痛型膽囊炎

（1）胃痛型膽囊炎

① 拇指甲或中指甲出現波浪樣改變，並可見出現不規則白環（半月瓣，圖 3-19-1）。

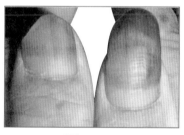

圖 3-19-1

② 甲質較為粗糙，並見出現增厚變。

③ 甲皮見出現分離變。

④ 皮緣部變得較為粗糙（圖 3-19-2）。

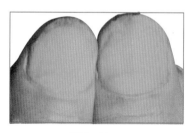

圖 3-19-2

（2）慢性膽囊炎急性發作

① 中指甲上有一條凸條樣變或鏈條狀變。

② 環（無名）指甲的中上部，可見出現一塊清晰、明顯，呈橢圓形的紅斑塊變。

（3）無痛型膽囊炎

示（食）指甲、中指甲、環（無名）指甲上，均可見出現一條弧形的，極像鉛色線條樣變。

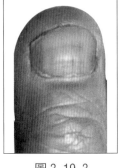

2. 以下甲徵提示增厚型膽囊炎

中指甲上可見出現格子狀樣變（圖3-19-3）。

3. 以下甲徵提示萎縮型膽囊炎

圖 3-19-3

① 中指甲上可見出現凹凸條變或鏈條狀變。

② 環（無名）指甲上，可見出現一層淺薄的灰色吸附層朦朧狀變。

4. 以下甲徵提示混合型慢性膽囊炎

① 中指、環（無名）指甲上出現多條大小不等的斷裂狀或凸條狀變。

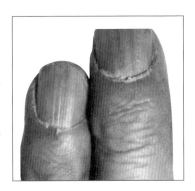

② 甲質較為毛糙，失其平滑。

③ 皮帶部較為緊縮，並出現分層變（圖3-19-4）。

圖 3-19-4

5. 以下甲徵提示膽管炎

① 中指、環（無名）指甲上出現火燒點樣變。

② 其火燒點常呈圓形，上部較大而下部較小（圖 3–19–5）。

6. 以下甲徵提示膽囊炎靜止期

① 中指甲常出現琉璃瓦樣變。

② 部分患者的環（無名）指甲亦可見出現琉璃瓦樣變（圖 3–19–6）。

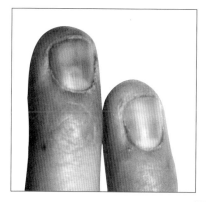

圖 3–19–5

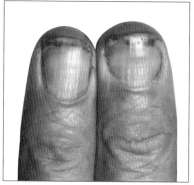

圖 3–19–6

（二）膽石症

1. 指甲呈扇形改變，提示膽石症信號（圖3–19–7）。

2. 甲面上出現大塊狀、凹陷、弧形改變（圖3–19–8）。

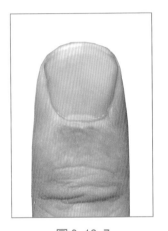

圖 3-19-7

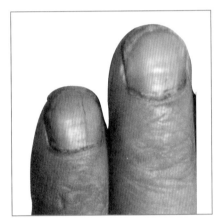

圖 3-19-8

3. 以下甲徵提示結石單個者。

① 右手中指甲面上可見出現一條凸條狀改變。

② 甲根常呈淺白色改變，毛糙而不光滑。

③ 環（無名）指甲根處可見出現亮斑，或見出現一條平行的淡紫色斑條狀改變。

④ 其甲面上還可見出現淡灰色斑塊。

4. 以下甲徵提示泥沙型結石者。

① 中指甲外形既寬又大或像扇形改變，並略帶淡黃色改變。

② 中指甲面上可見出現中等大小的白環（半月瓣），油亮而雪白。

③ 其甲根處可見出現凹凸不平的粗條狀改變，其中央處可見出現不很明顯的鏈條狀改變。

5. 以下甲徵提示膽固醇結石者。

① 十指甲面均可見格子樣改變，其橫條常呈光滑的條紋狀改變，其縱條常呈柵欄狀改變。

② 其甲根處常呈紅色樣改變，並以中指甲、小指甲最為明顯。

6. 以下甲徵提示肝管結石者。

① 十指指甲均可見出現凸條狀改變，並以中指甲最為明顯。

② 十指甲根均可見出現白環（半月瓣）。

③ 部分患者中指甲的前緣處可見出現缺變，其缺變的大小與結石的大小成正比關係。

二十、尿石症

尿石症是泌尿系統結石病的總稱，又稱為「泌尿系結石」，包括腎、輸尿管、膀胱和尿道結石。一般腎、輸尿管結石，統稱為上尿道結石，多見於青壯年；膀胱、尿道結石則稱為下尿道結石，多發生於兒童。尿石症是泌尿系統的常見病症，發病率男性高於女性。

（一）尿結石在指甲上的表現

1. 以下甲徵提示腎結石信號

（1）小指甲常呈大變（其結石常為蠶豆樣，圖3-20-1）或曲變（其結石常為黃豆或綠豆樣，圖3-20-2），或小口點樣變（其結石常為泥沙樣，圖3-20-3），或不規則條紋樣凸變（其結石大多為雙側，或一側有兩個以上的結石）。

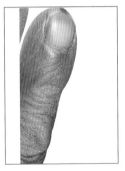

圖 3-20-1

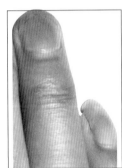

圖 3-20-2

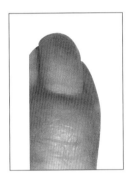

圖 3-20-3

（2）小指甲根部常見毛糙樣變。

（3）小指甲常出現灰色變（圖3-20-4）。

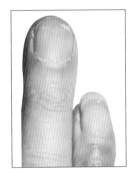

圖 3-20-4

2. 以下甲徵提示輸尿管結石信號

（1）小指甲或呈彎曲變，其中部處可見出現明顯的紅色斑塊。甲皮分離較為明顯。皮囊部常出現咖啡色樣變（圖 3-20-5）。

（2）小指甲的前緣部常見出現紅帶變（圖 3-20-6）或鉛黑色變。

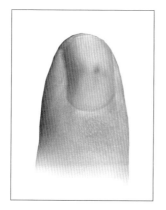
圖 3-20-5

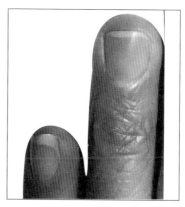
圖 3-20-6

（二）中醫簡易療法

1. 驗方

石韋、金錢草各 9 克，冬葵子、雞內金各 6 克，海金沙、車前子（布包）、滑石各 15 克。上藥以水煎後，分 2 次服用。每日 1 劑。適用於濕熱內蘊型。

2. 足浴療法

地榆 150 克，取適量清水煎湯後，趁熱先薰後洗再足浴，每次 20～30 分鐘。適用於瘀血阻滯型。

二十一、痔

痔瘡是直腸下端黏膜下或肛管皮下靜脈叢發生擴大、曲張而形成柔軟的靜脈團塊。本病在成年人中極為常見，故有「十人九痔」之稱，兒童則較少見。根據其發生的部位分內痔、外痔和混合痔三種。以出血、脫出、腫脹、肛門周圍瘙癢或疼痛、便秘等為其主要臨床表現。

痔瘡在指甲上的表現

1. 拇指甲和環（無名）指甲的皮囊部常可見紅色腫脹變或咖啡色變，且甲皮出現分離變（圖 3-21-1）。

2. 痔核發炎出血者，可見甲根部呈半圓形紅變，其面積約為全甲面積的 1／4 左右（圖 3-21-2）；或可見中指甲上出現一條或多條中等大小的凸條變（圖 3-21-3）。

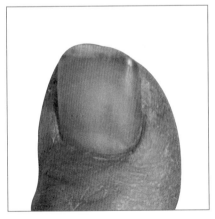

圖 3-21-1

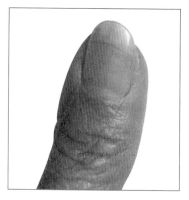

圖 3-21-2

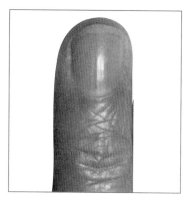

圖 3-21-3

二十二、頸椎病

　　頸椎病是由於頸椎及其周圍軟組織，如椎間盤、後縱韌帶、黃韌帶、脊髓鞘膜等發生病理改變，使頸神經根、脊髓、椎動脈及交感神經受到壓迫或刺激所引起相關症狀的統稱。臨床常表現為頸、肩臂、肩胛上背及胸前區疼痛，手臂麻木，肌肉萎縮，甚則四肢癱瘓。

頸椎病在指甲上的表現

　　1. 示（食）指甲可見粗凸條變（圖 3-22-1）。

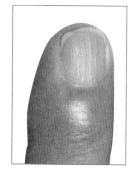

圖 3-22-1

2. 指甲上隱約可見縱、橫條相交的小條紋變（圖 3-22-2）。其隱約小條紋最終形成明顯的像格子樣的條狀紋（圖 3-22-3）。

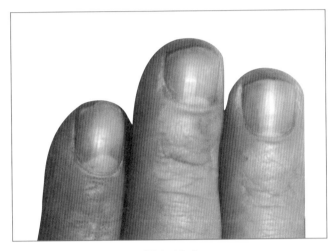

圖 3-22-2

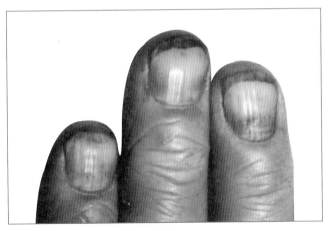

圖 3-22-3

二十三、腰　痛

腰痛是患者自覺一側或兩側腰部疼痛，或痛連背脊，或痛引少腹，或痛及股胯，或牽引腿部為主要症狀的一種病症。

腰痛在指甲上的表現

1. 左手環（無名）指甲出現甲根圓紅變，提示腰肌損傷急性期（圖 3-23-1）。

2. 小指皮囊部見紅腫變，提示因腎臟炎症而引起腰痛（圖 3-23-2）。

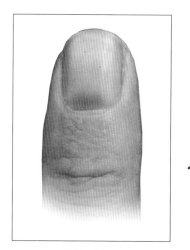

圖 3-23-1

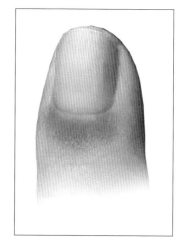

圖 3-23-2

3. 小指甲皮見明顯分離變，皮帶消失變，提示因腎下垂而出現腰部酸痛（圖 3-23-3）。

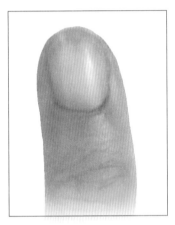

圖 3-23-3

4. 小指甲面見凸條變，提示因腰椎骨質增生而導致腰痛（圖 3-23-4）。

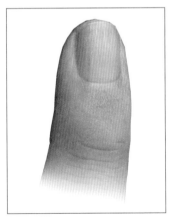

圖 3-23-4

二十四、急性腰扭傷

急性腰扭傷是因暴力或活動失衡而致腰部肌肉、韌帶、筋膜、椎間小關節的損傷。臨床表現為腰部疼痛多為持續性劇烈疼痛，患者常以手按住腰部，藉以防止因活動而產生更劇烈的疼痛。

腰部活動受限，患者為減少或緩解疼痛，常使身體保持某一特定姿勢。單側或雙側骶棘肌和臀大肌常發生肌肉痙攣。這些肌肉常因痙攣、緊張而有壓痛。局部壓痛最明顯之處，多為損傷之部位。

急性腰扭傷在指甲上的表現

1. 小指甲根出現圓紅變，提示腰肌損傷急性期（圖 3-24-1）。

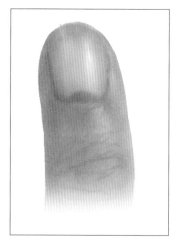

圖 3-24-1

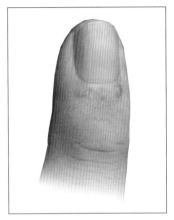

圖 3-24-2

2. 小指甲出現倒刺變，提示腰肌有輕微損害。約 80%的患者可出現不舒服的感覺，也有少部分患者會出現疼痛感覺（圖 3-24-2）。

二十五、陽　痿

陽痿即陰莖勃起障礙。是指男子未到性功能衰退時期，雖有性慾，但陰莖不能勃起，或雖勃起而不堅實，或不能持續一定的時間，妨礙了正常的性交。

陽痿在指甲上的表現

1. 小指甲出現白環變或白斑變。

2. 小指甲出現皮囊黑變、皮帶寬大變或甲根白斑變（圖 3-25-1）。

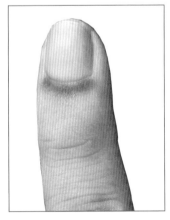

圖 3-25-1

二十六、盆腔炎

女性內生殖器及其周圍的結締組織、盆腔腹膜發生炎症時，統稱為盆腔炎。炎症可局限於一個部位，也可以幾個部位同時發生。

1. 以下甲徵提示慢性盆腔結締組織炎信號。

① 示（食）指甲緣的甲肉出現分離變，邊緣部或可見黑變。

② 環（無名）指與小指甲可見黑色缺變。

③ 十指指甲均可見灰白色樣變。

④ 示（食）指皮囊部可見輕度腫脹變（圖 3-26-1），並可見紫紅色樣變（圖 3-26-2）。

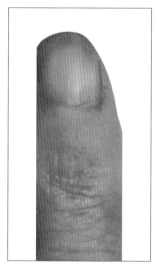

圖 3-26-1

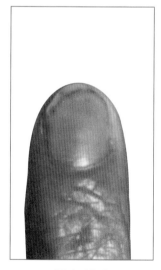

圖 3-26-2

2. 以下甲徵提示慢性輸卵管炎信號。

（1）①示（食）指甲的甲緣或外側出現淡紅色變（圖 3-26-3）。

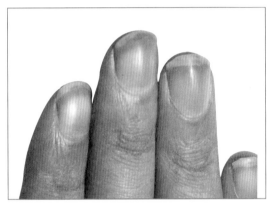

圖 3-26-3

②環（無名）指的甲緣和橈側近端可見淡紅色樣變（圖 3-26-4）。

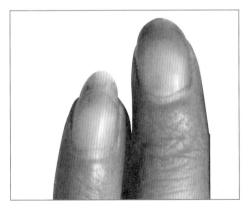

圖 3-26-4

③其邊緣處常可見污垢物。

④示（食）指甲的甲面上可見點狀凹凸樣變（圖3-26-5）；其皮囊部常見暗紫色變（圖3-26-6）。

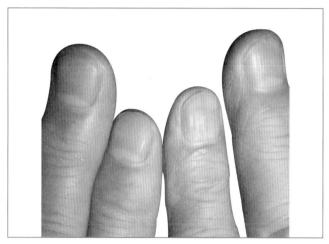

圖 3-26-5

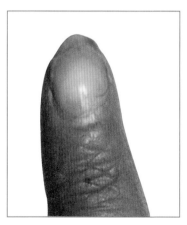

圖 3-26-6

（2）中指甲常見淡紅色樣變，且出現明顯的凸條變
（圖 3-26-7）。

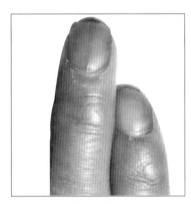

圖 3-26-7

3. 以下甲徵提示卵巢周圍炎信號。

① 示（食）指甲的內側緣處可見毛糙樣變（圖 3-26-
8），或出現粗細不等的凹凸樣變，或其邊緣處見出現紅變。

② 示（食）指甲的甲緣處常見缺變（圖 3-26-9）。

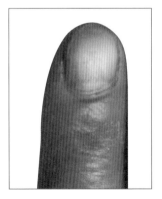

圖 3-26-8

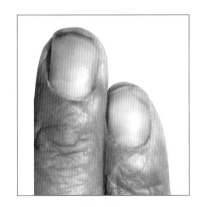

圖 3-26-9

③示（食）指甲的甲面上可見明顯的凹凸條樣變（圖
3-26-10），甲根皮帶處可見毛糙樣變。

④急性炎症者，示（食）指皮囊部可見腫脹變、深紫
色變（圖3-26-11）。

⑤慢性炎症者，示（食）指皮囊部出現萎縮變、淡紫
色變。

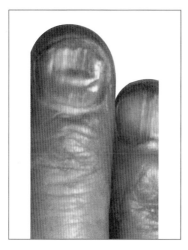

圖 3-26-10

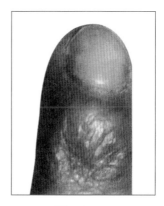

圖 3-26-11

二十七、不孕症

女子結婚後，夫婦同居3年以上，配偶生殖功能正常，
夫婦性生活正常，未避孕而又未妊娠者，稱「不孕症」。如
婚後從未妊娠者，稱「原發性不孕」；如曾妊娠過，以後3
年以上未避孕而不再懷孕者，稱「繼發性不孕」。

不孕症在指甲上的表現

1. 以下甲徵提示輸卵管炎性阻塞所致的不孕症信號。

① 示（食）指甲的外側緣處常出現黑條變。

② 甲肉出現分離變（圖 3-27-1）。

③ 甲周皮膚常見粗糙變（圖 3-27-2）。

④ 一側示（食）指出現上述甲徵者，提示同側輸卵管有阻塞；兩側示（食）指均出現上述甲徵者，提示兩側輸卵管均有阻塞。

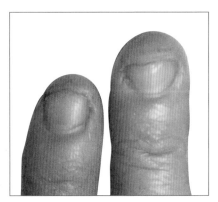

圖 3-27-1

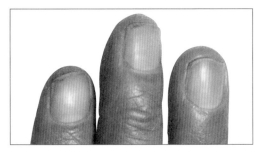

圖 3-27-2

2. 以下甲徵提示卵巢囊腫、卵巢功能障礙所致的不孕症信號。

①示（食）指甲的內側緣出現粗細不等的凹凸變（圖3-27-3）。

②示（食）指甲可見彎曲變（圖3-27-4），並見毛糙變（圖3-27-5）。

③示（食）指甲緣處的皮膚小可見粗糙變。

④示（食）指皮囊部可見淡紫色變（圖3-27-6）。

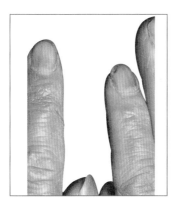

圖3-27-3

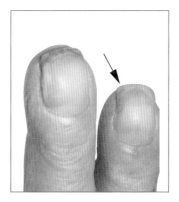

圖3-27-4

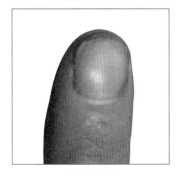

圖3-27-5

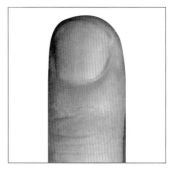

圖3-27-6

3. 以下甲徵提示子宮偏小（發育不全）所致的不孕症信號。

①示（食）指頭較尖、較瘦，與其他指頭相比體積偏小（圖 3–27–7）。

②示（食）指根部出現緊縮變，甲根部出現較小的圓狀白環（半月瓣，圖 3–27–8）。

③示（食）指甲的甲質較為瘦薄而軟弱，或可見出現稍彎曲變。

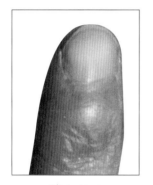

圖 3-27-7

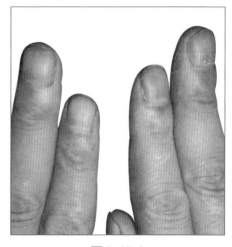

圖 3-27-8

4. 以下甲徵提示貧血（宮塞）所致的不孕症信號。

示（食）指甲較為瘦薄，甲色蒼白，皮囊部瘦薄呈乾癟狀，皮帶緊縮。

二十八、幼兒貧血

貧血是幼兒時期常見的症狀或綜合徵，是指末梢血液中單位內紅細胞數、血紅蛋白量以及紅細胞壓積低於正常，或其中的一項明顯低於正常而言。

臨床上根據血紅蛋白量和紅細胞數降低的不同而將貧血分為以下幾度：血紅蛋白量在 90～120g／L 為輕度貧血，血紅蛋白量在 60～90g／L 為中度貧血，血紅蛋白量在 30～60g／L 為重度貧血，血紅蛋白量在 30g／L 以下為嚴重貧血；紅細胞數在（3.0～4.0）×10^{12}／L 為輕度貧血，紅細胞數在（2.0～3.0）×10^{12}／L 為中度貧血，紅細胞數在（1.0～2.0）×10^{12}／L 為重度貧血，紅細胞數在 1.0×10^{12}／L 為嚴重貧血。

（一）幼兒貧血在指甲上的表現

十指甲色均出現淡白色，無血色表現（圖 3-28-1）。

（二）中醫簡易療法

黨參 15 克，大棗 5 枚。上藥以水煎後，代茶水飲用，每日 1 劑。適用於脾胃虛弱型。

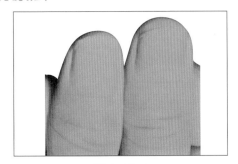

圖 3-28-1

二十九、青光眼

青光眼是由於眼內壓升高而引起視乳頭損害和視野缺損的一種眼病。眼壓升高，視神經乳頭凹陷、萎縮、視野缺損和視力下降是本病的主要體徵。

我國健康正常人的眼壓，用修氏眼壓計檢查為 10～20 mmHg（1.3～2.7 kPa）。若眼壓超過 21 mmHg（2.8kPa），兩眼相差 5mmHg（0.7kPa），24 小時晝夜眼壓超過 8mmHg（1.1kPa），視乳頭杯／盤之比大於 0.6 者，則應懷疑為青光眼病。

（一）青光眼在指甲上的表現

拇指甲橈側近端或近中段處，見波浪狀、灰色改變。

（二）中醫簡易療法

1. 拔罐療法

用三棱針在大椎、心俞、肝俞穴上點刺放血，然後拔罐，並留罐 15～20 分鐘。每日或隔日施治 1 次。

2. 點刺放血療法

用三棱針在風池、絲竹空、攢竹穴點刺並放血少許。再用毫針刺合谷、光明、三陰交穴，施以平補平瀉手法，並留針 20～30 分鐘。隔日施治 1 次，10 次為 1 個療程。

三十、白內障

白內障是由於晶狀體受各種理化因素、毒性物質及代謝因素的影響而形成的。臨床上習慣將白內障分為先天性和後天性兩大類。本病是常見眼病中主要致盲原因之一。

白內障在指甲上的表現

拇指甲橈側近、中、遠端處，見雲霧狀灰色變。

三十一、鼻　炎

鼻炎臨床上一般可分急性鼻炎、慢性鼻炎、萎縮性鼻炎、過敏性鼻炎等多種類型。

鼻炎在指甲上的表現

1. 以下甲徵提示過敏性鼻炎信號。

① 十指甲色均較淡白。

② 拇指、環（無名）指甲可見出現紫色花紋。

③ 小指甲見出現斑塊狀紫色變（圖 3-31-1）。

④ 甲根處見出現毛玻璃樣變。

2. 以下甲徵提示萎縮性鼻炎信號。

① 拇指、環（無名）指、小指甲根均見出現毛玻璃樣變。

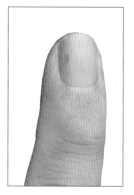

圖 3-31-1

②甲中近端見出現細凹變。

③皮帶緊縮變。

④甲翹變，色如白玉變。

3. 慢性鼻炎拇指甲橈側中部的中、遠端處，見出現條狀變，色澤淡紅，發作時呈鮮紅或紫紅色變。

4. 鼻息肉拇指甲中部遠端處，見出現紫紅色圓點樣變。

三十二、鼻竇炎

鼻竇炎，過去曾稱為「副鼻竇炎」、「鼻旁竇炎」等，是指鼻竇黏膜的化膿性炎症性病症。嚴重者病變可累及骨膜。是臨床上較為常見的一種病症，可分急性和慢性兩種類型。

鼻竇炎在指甲上的表現

1. 小指甲面出現白環變（半月瓣），提示患了鼻竇炎（圖 3-32-1）。

2. 有以下甲徵的，提示上頜竇炎信號。拇指甲中部處出現點、條、三角形、錐形變，色澤淡紅；或小指根部見出現 4～6 條凹凸條變。若炎症影響至上呼吸道，則環（無名）指也同時發生改變，甲紅色變，甲皮分離變。

3. 有以下甲徵的，提示鼻竇炎信號。拇指甲根部出現雙鏈條凸

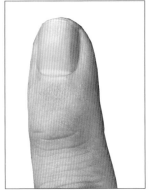

圖 3-32-1

變，或環（無名）指甲見出現紅變，中指甲見出現紅塊狀
變。

三十三、扁桃體炎

扁桃體炎為一常見的多發病，可分急性和慢性兩種。
急性扁桃體炎是腭扁桃體的急性非特異性炎症性病症。是
一種較為常見的咽部病症，多伴有程度不等與範圍不一的
急性咽炎。急性扁桃體炎反覆發作或隱窩引流不暢，細菌
或病毒在其內滋生繁殖，則演變成慢性扁桃體炎。

扁桃體炎在指甲上的表現

1. 拇指甲兩側近端出現半圓形改變，急性者色鮮紅或
紫紅，慢性者色淡紅。

2. 環（無名）指甲前端處出現紅變，紅變面積大而
深，提示炎症程度嚴重，反之則較輕（圖 3-33-1）。

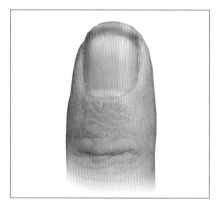

圖 3-33-1

3. 環（無名）指甲皮囊部出現紅腫變（圖 3-33-2），且紅腫變兩邊尖，界限不明顯。

4. 環（無名）指甲出現翹變（圖 3-33-3），提示上呼吸道感染常反覆發作。

5. 小指甲前端處見出現紅變，紅變面積大而深，提示炎症程度嚴重，反之則較輕。

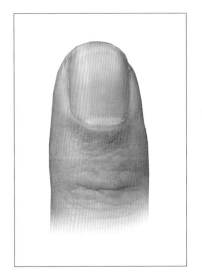

圖 3-33-2

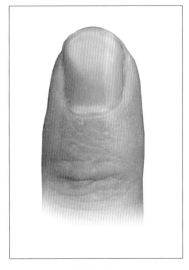

圖 3-33-3

三十四、咽　炎

　　咽炎可分急性咽炎和慢性咽炎兩種類型。急性咽炎是指發生在咽部黏膜、黏膜下組織和淋巴組織的急性炎症，常為上呼吸道感染的一部分。慢性咽炎為咽部黏膜、黏膜下組織及淋巴組織的彌漫性炎症性病症，常為上呼吸道慢性炎症的一部分，一般病程較長，症狀頑固，不易治癒。

咽炎在指甲上的表現

　　1. 拇指甲 1 / 3 處出現一條凸條變（圖 3-34-1），提示患了慢性咽炎。

　　2. 拇指甲皮緣內側出現撕裂變，提示患了上呼吸道感染。

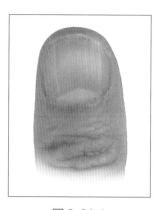

圖 3-34-1

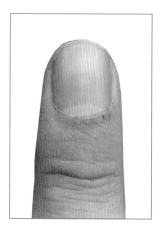

圖 3-34-2

　　3. 示（食）指甲內側出現倒刺變，提示患了咽喉炎。

　　4. 示（食）指甲皮囊紅腫，且伴出現倒刺變（圖 3-34-2），提示病情較為嚴重，若見出現 3 根以上的倒刺，提示口腔炎症嚴重已出現潰瘍。

5. 示（食）指甲皮囊部見出現瘢痕萎縮變（圖 3-34-3），提示咽喉部軟組織損害嚴重，形成瘢痕組織增生改變。

6. 環（無名）指甲前端見出現紅變（圖 3-34-4），提示咽喉部有炎症出現。紅變面積大而深的，提示咽喉部炎症重，反之則較輕。

7. 環（無名）指甲見出現翹變的，提示易患慢性咽喉炎。

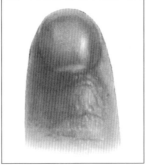

圖 3-34-3

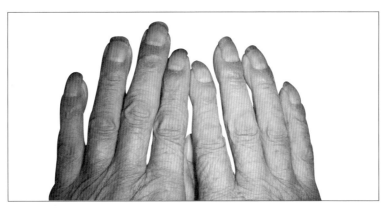

圖 3-34-4

三十五、復發性口瘡

復發性口瘡又稱為「阿弗它口瘡」、「口瘡性口炎」、「感染性口炎」或「復發性口腔潰瘍」等。是一種常見的口腔黏膜病症，其特點是反覆發作的（但不在原部位再次發作）、孤立的圓形或橢圓形小潰瘍，可發生在口腔黏膜的任何部位，但以唇頰、舌黏膜上最為常見，常有銳利的自發性疼痛，病程有自限性，可自癒。

復發性口瘡在指甲上的表現

示（食）指甲皮囊紅腫，且伴出現倒刺變（圖 3-35-1），提示病情較為嚴重，若見出現 3 根以上的倒刺，提示口腔炎症嚴重，已出現潰瘍。

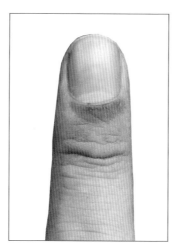

圖 3-35-1

參考文獻

1. 李學誠 . 指甲診病彩色圖譜 [M] . 太原：山西科學技術出版社，1990 .

2. 楊力 . 中醫疾病預測學 [M] . 北京：北京科學技術出版社，1991 .

3. 李萊田 . 全息醫學 [M] . 濟南：山東科學技術出版社，1991 .

4. 張樹生，蕭相如 . 中華醫學望診大全 [M] . 太原：山西科學技術出版社，1994 .

5. 彭清華，朱文鋒 . 中國民間局部診法 [M] . 長沙：湖南科學技術出版社，1995 .

6. 李學誠 . 指甲診病彩色像譜 [M] . 太原：山西科學技術出版社，1998 .

7. 張登本 . 中醫診法精華 [M] . 西安：世界圖書出版公司西安分公司，1998 .

8. 王文華，李捷珈，傅建萍 . 指甲測百病 [M] . 上海：上海科技教育出版社，2001 .

9. 祝恒琛，張亮才，陳元，等 . 辨甲診要點病 [M] . 上海：上海中醫藥出版社，2003 .

10. 周幸來，周舉，周績，等 . 中國民間診病奇術 [M] . 北京：人民軍醫出版社，2005 .

11. 周幸來，周舉，周績，等 . 全息望診圖譜 [M] . 南寧：廣西科學技術出版社，2006 .

12. 周幸來，祝小敏，周舉，等 . 身體的疾病信號——有病早知道、早治療 [M] . 瀋陽：遼寧科學技術出版社，2007 .

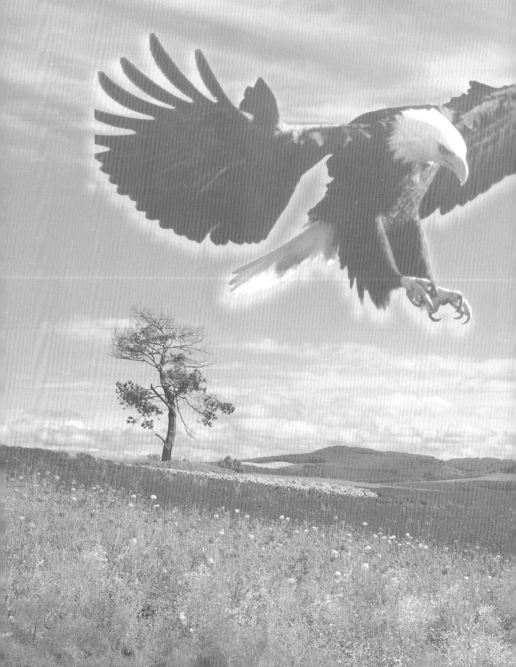

大展好書　好書大展
品嘗好書　冠群可期